Sonja Zernick-Förster

Yin Yoga für die Faszien

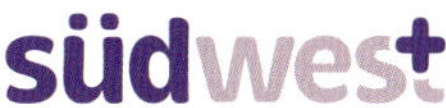

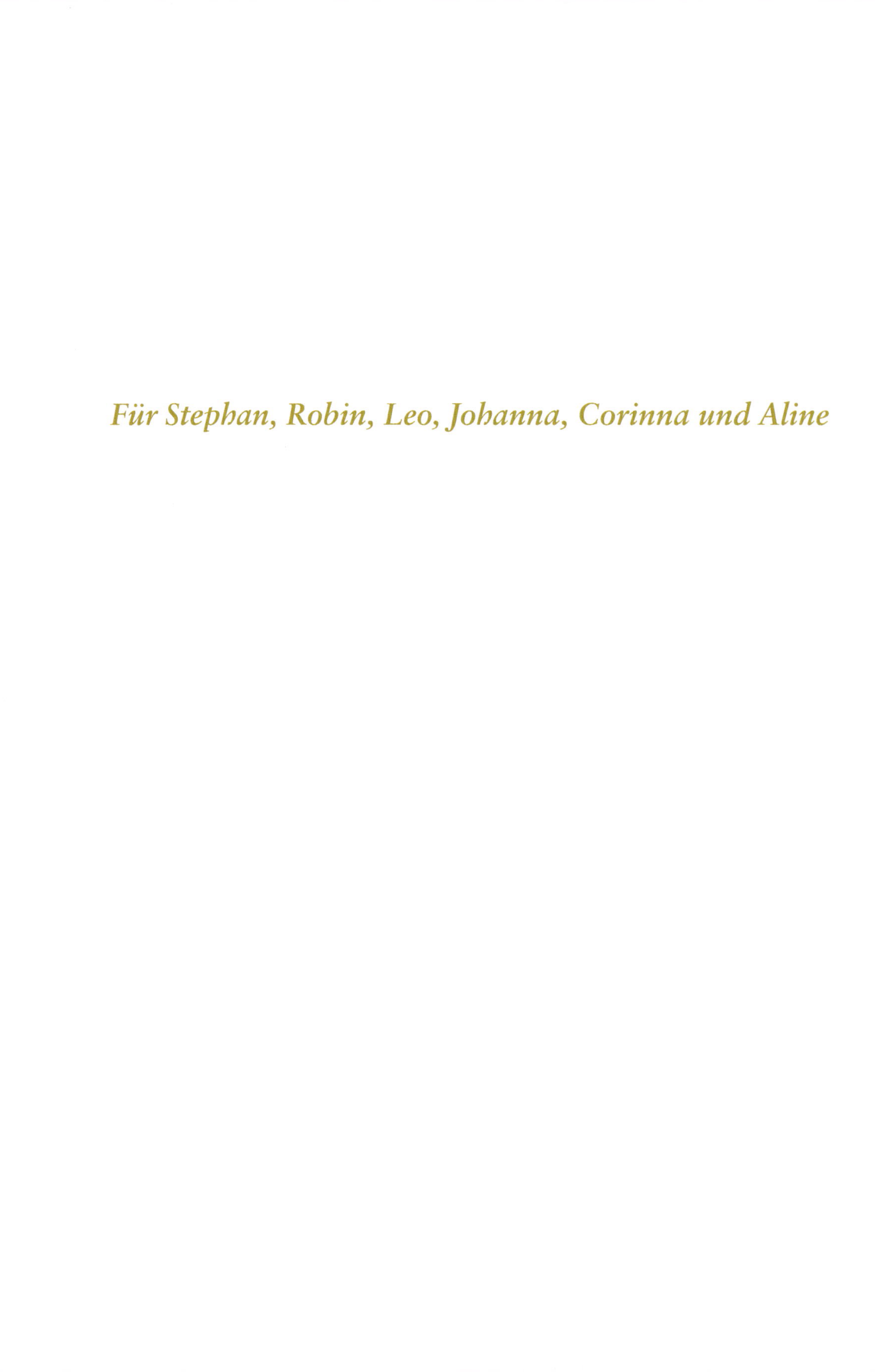

Für Stephan, Robin, Leo, Johanna, Corinna und Aline

SONJA ZERNICK-FÖRSTER

YIN YOGA
für die Faszien

südwest

Inhalt

Vorwort

LIEBE LESERINNEN UND LESER,

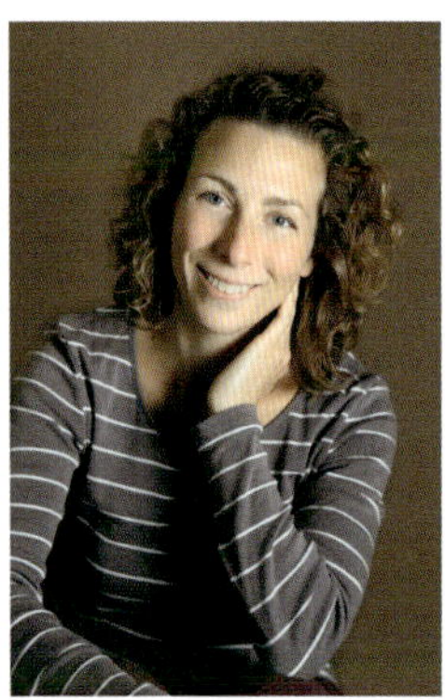

das Thema Faszien ist genauso auf dem Vormarsch wie die sanfte Form des Yin Yoga. In meinen Augen ist beides nicht nur ein Trend, sondern ein wichtiges Puzzlestück, das uns in der Vergangenheit gefehlt hat.
Die neuen Erkenntnisse über Faszien revolutionieren unser bisheriges Wissen über die Anatomie des Menschen. Yin Yoga setzt durch seine tiefen und lang gehaltenen Dehnungen den Fokus auf die Faszien. Diese Herangehensweise, die frei ist von muskulärer Anstrengung, verändert die momentan noch häufig verbreitete westliche Sichtweise auf Yoga, da immer mehr Übende lernen, sich von ihrem Leistungsdenken zu distanzieren und stattdessen einfach nur ihrem eigenen Körper zu vertrauen. Yin Yoga bringt den Praktizierenden in einen tiefen Kontakt mit sich selbst. Körperliche Grenzen aufgrund der eigenen Anatomie werden ihm dabei sehr klar aufgezeigt, und ein respektvoller und liebevoller Umgang mit dem eigenen Körper hat absolute Priorität in diesem passiven und sanften Yogastil.
Paul Grilley, der als Pionier des Yin Yoga bezeichnet wird, wusste schon viele Jahre vor der Forschung von der effektiven Wirkung der Yin-Yoga-Übungen auf die Faszien und hat dies in seinen Ausbildungen auch vermittelt. Deshalb freut es mich umso mehr, dass seine Aussagen nun auch in der Schulmedizin immer mehr Anerkennung finden. Für mich ist es wahrlich ein Geschenk für jeden Einzelnen, da man eigenständig und

ohne einen finanziellen Aufwand sehr viel Positives für die eigene Gesundheit und das persönliche Wohlbefinden tun kann.
Ich habe selbst an vielen Yogaausbildungen teilgenommen, doch war ich auch nach Jahren immer noch auf der Suche. Irgendetwas fehlte mir, meine Yogapraxis war noch nicht wirklich rund. Als ich durch meine wundervollen Lehrer Paul und Suzee Grilley auf Yin Yoga stieß, wusste ich sogleich, dass ich gefunden hatte, wonach ich so lange suchte.
Die Praxis des Yin Yoga hat mir einen tiefen inneren Frieden geschenkt. Es wurde so wichtig für mich, dass ich mich dieser Form des Yoga intensiv widmete und inzwischen selbst Interessierte im Yin Yoga ausbilde.
Auf diesem Weg durfte ich auch die Yogalehrerin Sonja Zernick-Förster kennenlernen, da sie an einer meiner Ausbildungen teilgenommen hat.
Mit großem Wissensdurst hat sie Yin Yoga dankbar angenommen und nun durch ihre persönliche (Schmerz-) Geschichte eine eigene Herangehensweise für sich entdeckt, die es ihr ermöglicht hat, sich von ihren Schmerzzuständen zu befreien.
Sonja hat ein erfrischendes und leicht verständliches Buch über Yin Yoga und Faszien geschrieben und möchte ihre persönlichen Erfahrungen auf diesem Wege weitergeben.
Die Übungen sind mit stimmungsvollen Bildern illustriert und bieten Varianten mit und ohne Hilfsmittel an. Hilfsmittel wie Bolster und Bänder haben eine zentrale Bedeutung im Yin Yoga: Sie ermöglichen es dem Übenden, die Positionen individuell zu dosieren, dadurch schmerzfrei zu üben und zu lernen, mehr und mehr loszulassen.
Der Leser bekommt durch die Fotos schöne und wertvolle Ideen, die Positionen zu verändern und individuell anzupassen, falls er nicht die Möglichkeit hat, persönlich mit einem Lehrer zu arbeiten.
Ich wünsche allen Menschen, die dieses Buch erreicht, von Herzen ganz viel Freude auf ihrer Entdeckungsreise zu den Faszien und mit ihrer individuellen Yin-Yoga-Praxis.

Namasté, Licht und Liebe!

Stefanie Arend
Yin-Yoga-Ausbilderin, Autorin, Ernährungsberaterin

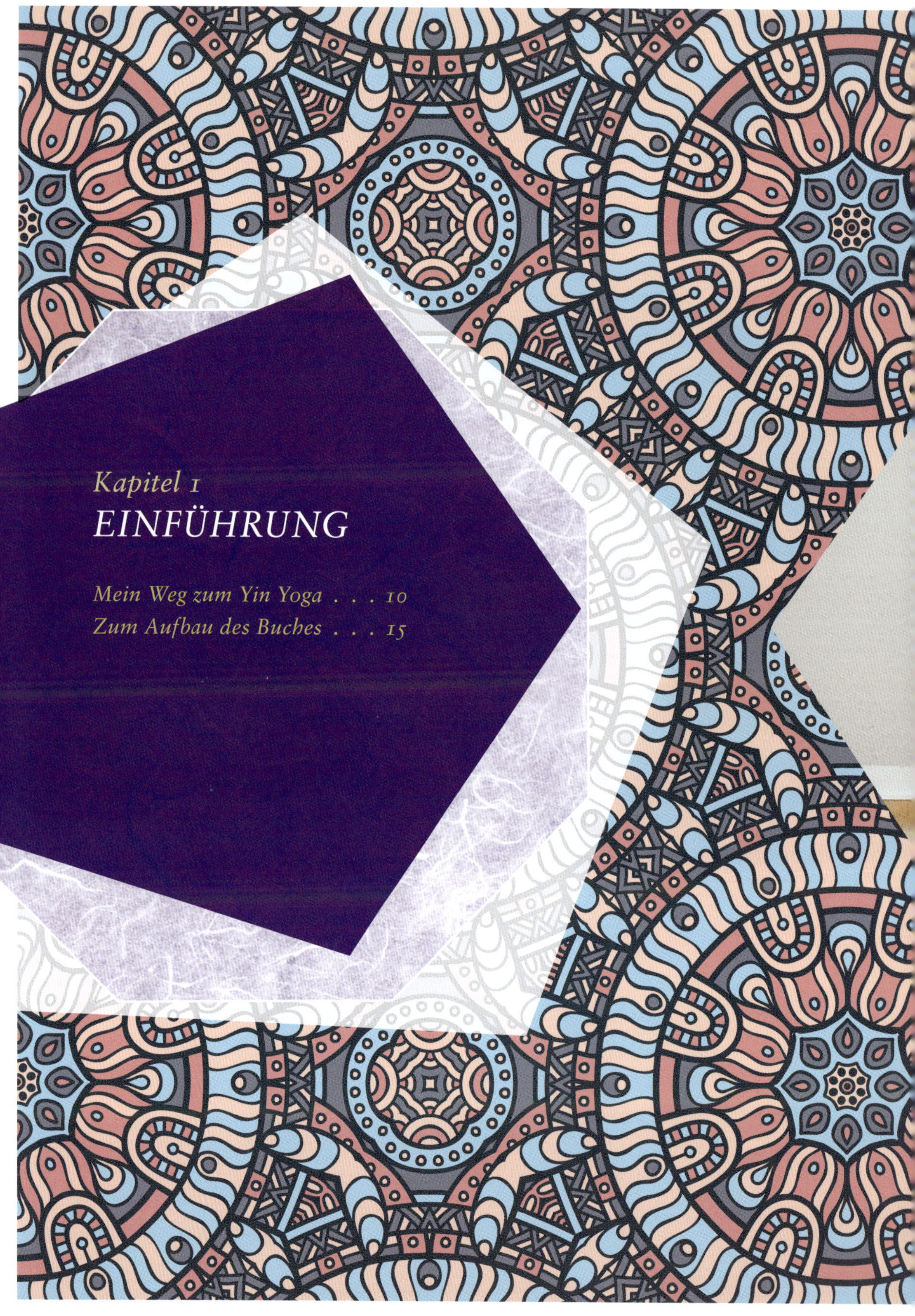

Kapitel 1

EINFÜHRUNG

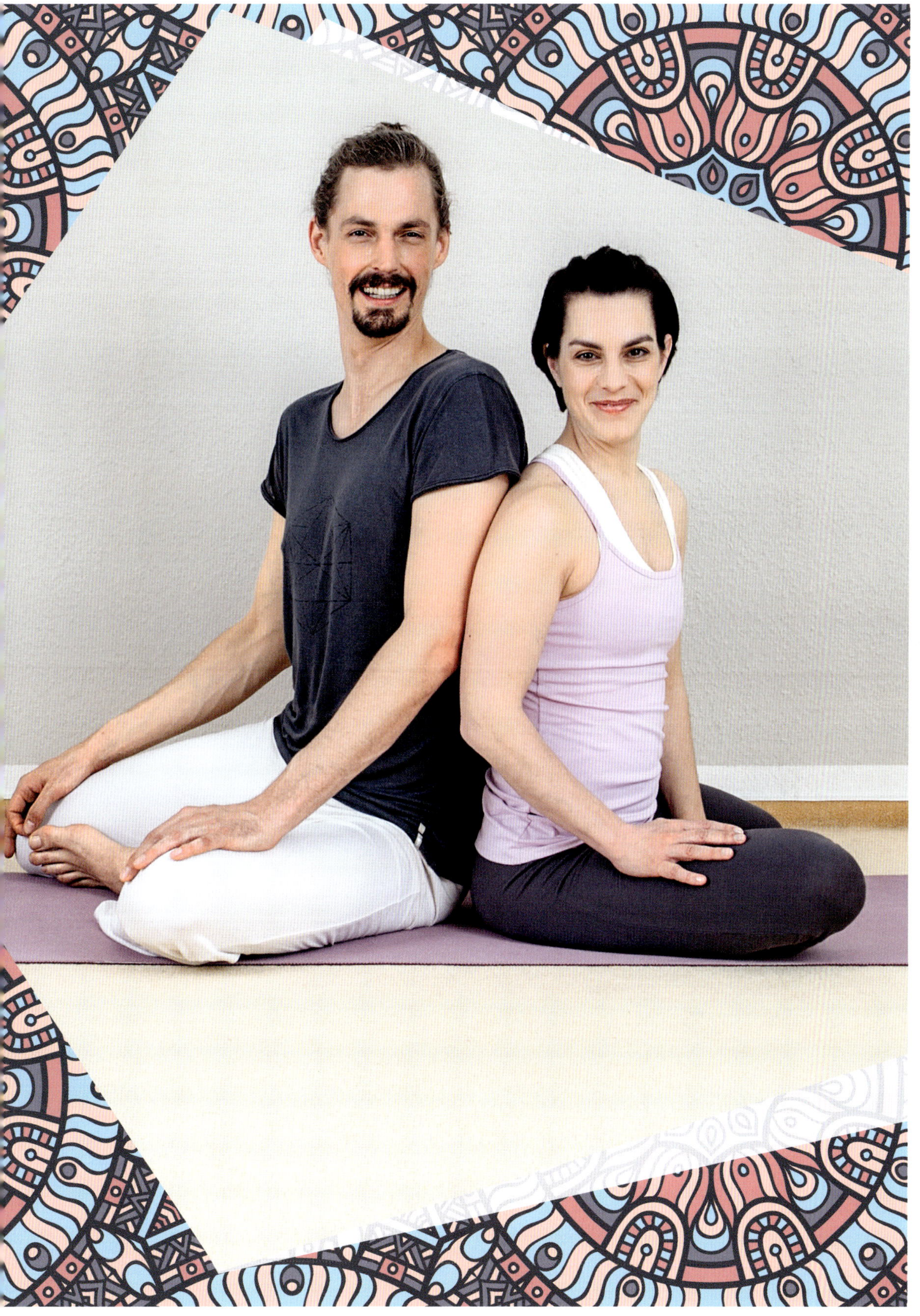

Mein Weg zum Yin Yoga

JEDER VON UNS hat sicherlich seine eigenen Vorstellungen und Assoziationen zum Bindegewebe. Ich kann mich erinnern, dass ich, bevor ich mich mit Faszien (dem Bindegewebe) beschäftigte, nur an Cellulite, ein schwaches Bindegewebe bei Frauen (und die damit verbundenen „Irritationen"), schlecht heilende Narben und eine schrumpelige Haut gedacht habe. Vielleicht haben auch Sie persönliche Erfahrungen und Ideen dazu.

Wie kommt nun jemand wie ich dazu, ausgerechnet ein Buch über die Faszien zu schreiben? Ich bin zwar eine anatomisch-medizinisch ausgebildete Yogalehrerin, aber dennoch: So ganz selbstverständlich ist es nicht. Lassen Sie mich kurz erklären, was mich zu diesem so faszinierenden Thema getrieben hat.

Als Yogalehrerin ist man, egal in welcher Lebenslage, immer auf der Suche nach interessanten Workshops und Angeboten, um sich weiterzuentwickeln. Als ich mit meinem zweiten Sohn schwanger war, wollte ich mich anfangs nicht so belasten und suchte nach etwas, das mich eher erdet als aktiviert.

Gesucht, gefunden! Eine kleine Yogaschule bot einen mehrstündigen Workshop „Yin Yoga in Theorie und Praxis" an. Schon während der theoretischen Einführung wurde mir klar, dass ich genau zur richtigen Zeit am richtigen Ort war. Die Übungspraxis beeindruckte mich dann sogar noch mehr. Ich hatte lange nicht mehr in einer so tiefen Ruhe und Entspannung in Asanas verweilt. Eigentlich habe ich eine solche Tiefe in anderen Yogarichtungen überhaupt nie erlebt. Ich wollte unbedingt mehr über diesen Yogastil erfahren.

Also recherchierte ich, und mir fiel das bis dahin einzige deutsche Yin-Yoga-Buch von Stefanie Arend in die Hände. Ich besuchte den zu dieser Zeit ebenfalls einzigen Yin-Yoga-Kurs in Hannover, beschaffte mir weitere (englischsprachige) Literatur und begab mich auf einen Exkurs in die Yogapraxis dieses Stils.
Es erschien mir als wunderbare Ergänzung zu meiner eigentlichen Yogarichtung, dem Marmayoga (das sehr kraftvoll, aber auch eher technisch ist). Weil ich so begeistert war, weihte ich auch meine Kursteilnehmer ein, die mindestens genauso enthusiastisch reagierten. Nachdem ich schließlich auch die Yin-Yoga-Ausbildung bei Stefanie Arend in Köln absolviert hatte, gab es kein Zurück mehr. Yin Yoga wurde sowohl in meinen privaten Alltag als auch in meinen Yogaunterricht eingebaut. So lehre ich nun im monatlichen Wechsel Yin Yoga und Marmayoga, biete Workshops und Yogaferien, sowie eine eigene Yin-Yoga-Ausbildung an, zu denen Teilnehmer aus ganz Deutschland und der Schweiz kommen, um die wohltuende Wirkung des Yin Yoga zu erfahren.

Was macht Yin Yoga so besonders?

Den größten Gewinn durch die Arbeit mit den Faszien im Yin Yoga (denn genau darauf setzt dieser Yogastil: Er beeinflusst die Faszien positiv) konnte ich persönlich gleich dreimal verbuchen.
Nach der Geburt meines zweiten Sohnes hatte ich über einen langen Zeitraum große Schwierigkeiten, wieder in den Alltag und vor allem in meinen Beruf zurückzufinden. Während der Schwangerschaft war mein Ischiasnerv über zweieinhalb Monate eingeklemmt gewesen, und auch aufgrund einer Beckenauflockerung nach der Geburt waren meine Muskulatur und dementsprechend meine Faszien völlig unterversorgt. Sie schmerzten so sehr, dass ich befürchtete, nie wieder in meinem Beruf arbeiten zu können.
Erst etwa sechs Monate nach der Entbindung begann ich langsam mit sanften Übungen aus dem Yin Yoga und nach acht Monaten mit aktivierenden Asanas und regelmäßigem Kraftaufbau. Die Haltungen taten mir sehr gut und ich bemerkte schnell,

wie sich mein Gewebe wieder formte, vor allem aber auch dehnte und entspannte. Und obwohl ich vor der Geburt schon sehr flexibel war, hatte ich bereits zehn Monate nach der Geburt das Gefühl, noch beweglicher zu sein als vorher.

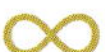

In meiner dritten Schwangerschaft war ich ab dem sechsten Monat aufgrund einiger Komplikationen sehr eingeschränkt. Ich durfte keinen Sport treiben, nichts heben, musste viel sitzen und liegen und durfte nur wenig laufen. Das sagt sich leicht. Doch einer Yogalehrerin, der Mutter eines anderthalbjährigen Sohnes mit einem generell sehr lebendigen und aktiven Wesen fällt eine solche Einschränkung besonders schwer. Was aber sowohl mich als auch meinen Gynäkologen überraschte, war, dass ich im Gegensatz zu meinen beiden früheren Schwangerschaften und unter den gegebenen Umständen (Bewegungsmangel durch die verordnete Ruhe) überhaupt keine Rücken-, Steißbein- oder sonst übliche schwangerschaftsbedingte Schmerzen verspürte. Ich versuchte, wenigstens drei- bis viermal wöchentlich vier Yin-Asanas zu praktizieren. Nicht einmal an meinem Bauch verspürte ich einen Dehnungsschmerz oder Juckreiz aufgrund des sich in der Schwangerschaft ausdehnenden Gewebes. Ich bin überzeugt, dass sich die über zwei Jahre angewandte Yin-Yoga-Praxis gezielt und ganzheitlich günstig auf meine „Unpässlichkeiten" während der Schwangerschaft auswirkte.

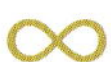

Aus einem recht traurigen Anlass bin ich selbst immer mein bestes Versuchskaninchen in Sachen Yoga gewesen. Seit einigen Jahren leide ich an einer chronischen Krankheit, die mir leider regelmäßig wechselnde Schmerzen und Entzündungen in den Schultern, Armen und der Hüfte beschert. Diese Beschwerden, die ich mit allen Möglichkeiten der Schul-, Natur- und Alternativmedizin zu behandeln versuchte, sind trotz meiner Tätigkeit als Yogalehrerin oft in meinem Leben präsent. Allerdings kann ich durch den Schmerz genau lokalisieren, welche Stellen im Körper besonders empfindsam sind und wo im Körper einzelne Faszienstränge verlaufen.

Seitdem ich Yin Yoga praktiziere, habe ich einen sensiblen Dialog mit meinem Körper gefunden. Ich stelle fest, dass ich gelernt habe, im Schmerz loszulassen, aber vor allem wann ich welche Hilfsmittel einsetzen kann. Im Laufe der Jahre habe ich durch das viele Ausprobieren zahlreiche Varianten entwickelt, die nicht nur mir selbst, sondern auch vielen meiner Teilnehmer helfen können. So habe ich ganz eigennützig immer wieder neue Yin-Yoga-Übungen für die Schultern und die Arme sowie für den unteren Rücken in meinen Alltag und das Leben meiner Teilnehmer integriert. Sowohl meine Osteopathin als auch meine Thaiyogamasseurin, die mich seit vielen Jahren aufgrund der Schmerzen regelmäßig behandeln, sind erstaunt, was seitdem mit meinem Gewebe passiert ist. Es fühle sich so lebendig und in sich beweglich an. Da hat sich scheinbar fühlbar etwas verändert!

Faszinierende Faszien

Dass ich durch die Aktivierung und Dehnung der Faszien einen guten Umgang mit meinen Schmerzen gefunden habe, war für mich sowohl Auslöser als auch Schlüssel, mich mit diesem geheimnisvollen Gewebe intensiv zu beschäftigen und seine Funktionsweise, die ich in den letzten Jahren am eigenen Körper gespürt habe, besser kennenzulernen und zu verstehen.

Wie schon erwähnt, profitieren auch die Teilnehmer an meinen Kursen seither „genussvoll“ von dieser Yogarichtung. Ich freue mich auf viele weitere Rückmeldungen, Erfolgsgeschichten und Inspirationen. Und ich bin Stefanie Arend sehr dankbar dafür, dass sie den ersten Schritt getan und diese Yogarichtung in Deutschland bekannt gemacht hat.

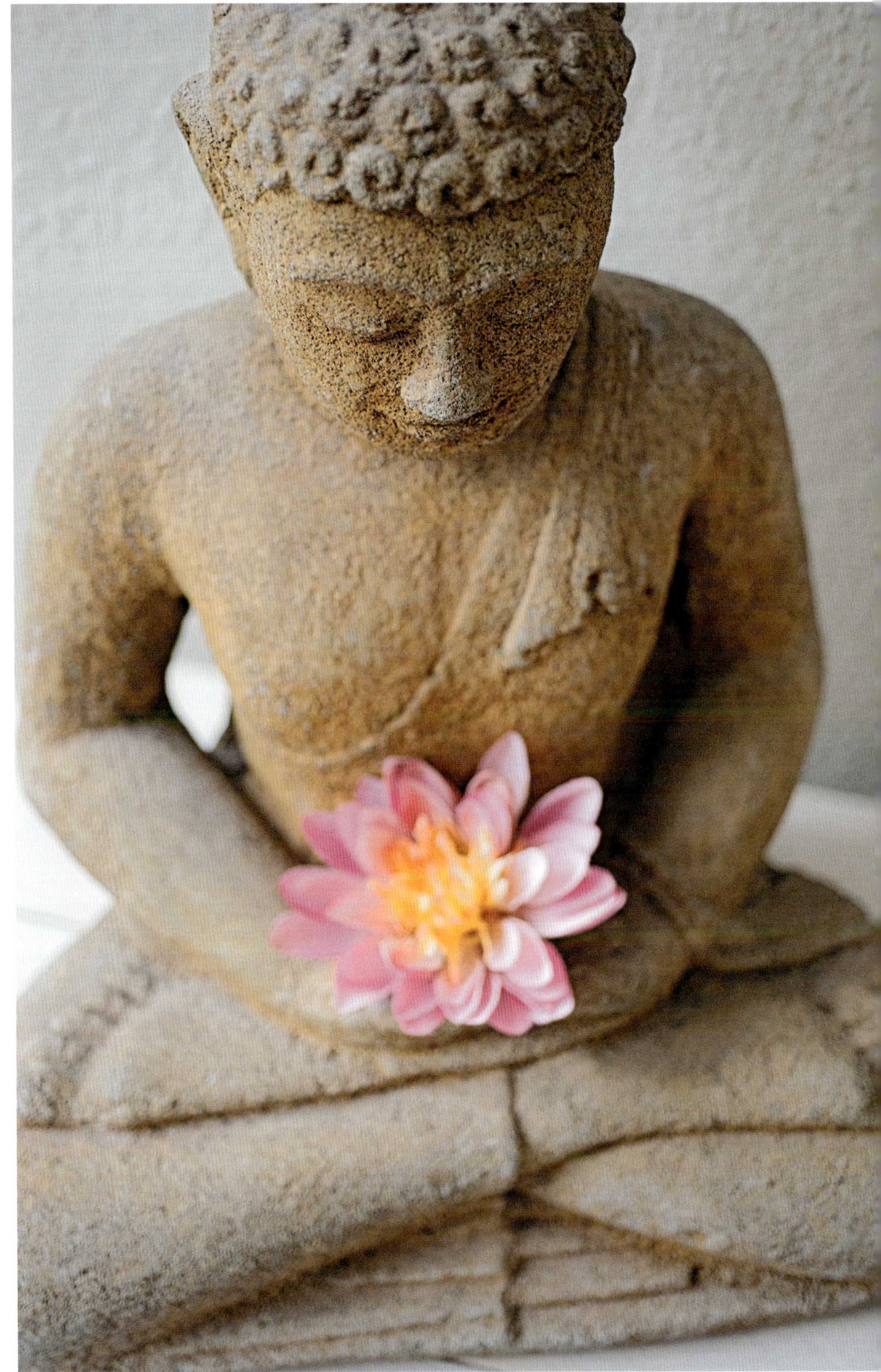

Zum Aufbau des Buches

DIESES BUCH IST IN ERSTER LINIE EIN PRAXISBUCH. Im zweiten Kapitel wird kurz und übersichtlich erklärt, was Sie zu Faszien, zu Yin Yoga und zu Ihrer Übungspraxis wissen sollten.

Das Thema Faszien hat mich im Zusammenhang mit Yin Yoga ebenso fasziniert wie das Üben selbst. Je mehr Veröffentlichungen und Bücher ich hierzu las, desto mehr war ich überzeugt, dass meine neu erworbene Schmerzfreiheit auf die Arbeit mit dem Bindegewebe zurückzuführen ist. Allerdings sind die Texte und Publikationen oft sehr medizinisch und umfangreich. Deshalb war es mir ein Anliegen, Ihnen in diesem Buch eine Art Zusammenfassung der unterschiedlichsten Werke der Fachliteratur, verschiedener Beiträge, Interviews und anderer Recherchen auf einfache und gut verständliche Weise zu vermitteln. Ich wollte Sie nicht mit anatomischen Begriffen und Themen langweilen und schon gar nicht auf ein Medizinstudium vorbereiten. Stattdessen ist es mein Wunsch, dass Sie das Thema Faszien als übender Yogi verstehen und „erspüren" – also in der Übungspraxis.

Im dritten Teil beginnt die Übungspraxis. Hier finden Sie Übungen zu den Kategorien „Vorbeugen", „Rückbeugen", „Seitneigungen" und „Drehungen". Diese Einteilung macht es besonders leicht, sich viele eigene Übungssequenzen zusammenzustellen. Wenn Sie aus jeder Bewegungsrichtung (Kategorie) je ein Asana auswählen, haben Sie bereits einen ganzheitlichen Übungszyklus. Für längere Übungsfolgen sollten Sie darauf achten, dass Sie möglichst die gleiche Anzahl an Übungen aus jeder

Kategorie miteinander kombinieren. Sie können im jeweiligen Zyklus abwechseln zwischen Vor- und Rückbeugen, Seitneigungen und Drehungen. Im vierten Teil finden Sie sechs unterschiedliche Übungssequenzen, die ich zu verschiedenen (Schmerz-)Themen zusammengestellt habe. Dort ist auch die jeweils erforderliche Übungszeit angegeben.

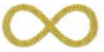

Mein persönliches Steckenpferd im Yin Yoga ist der Einsatz von Hilfsmitteln wie Bolster, Kissen, Klotz und Co. Ich habe in der Arbeit mit den Teilnehmern meiner Yogakurse die Erfahrung gemacht, dass Anfänger, aber auch Fortgeschrittene mit Hilfsmitteln sowohl entlasteter als auch effizienter arbeiten und somit den größtmöglichen Erfolg erzielen können. Deshalb habe ich vielfältige Möglichkeiten zum Einsatz von Hilfsmitteln entwickelt. In jedem meiner Yin-Yoga-Kurse werden diese Hilfsmittel seither angewendet – stets mit Erfolg.
Meiner Meinung nach reicht der Hinweis nicht aus, sich hier oder da ein Kissen unterzuschieben. Die individuellen Bedürfnisse und Anwendungsmöglichkeiten sind so groß wie unterschiedlich. Deshalb finden Sie ab Seite 52 den Einsatz von Hilfsmitteln und Übungsalternativen ausführlich bebildert dargestellt. Die Bilder zeigen genau, wie Sie welches Hilfsmittel nutzen können.
Haben Sie den Mut zu experimentieren! Probieren Sie alle Übungen einmal mit, einmal ohne oder nur mit einigen wenigen der Hilfsmittel aus. Nach einiger Zeit werden Sie ein gutes Gefühl dafür entwickeln, was Sie brauchen und was Ihnen guttut. Und vielleicht kommt Ihnen dabei auch die eine oder andere eigene Idee, wie Sie eine Körperhaltung mit Bolstern unterstützen können.
Ich hoffe, dass Sie nach dem Lesen dieses Buches den Eindruck haben, zumindest in groben Zügen die Wirkungsweise der Faszien und ihre Bedeutung für unser Wohlbefinden zu verstehen, und Lust haben, gleich mit dem Üben loszulegen!

Viel Spaß dabei!
Ihre
Sonja Zernick-Förster

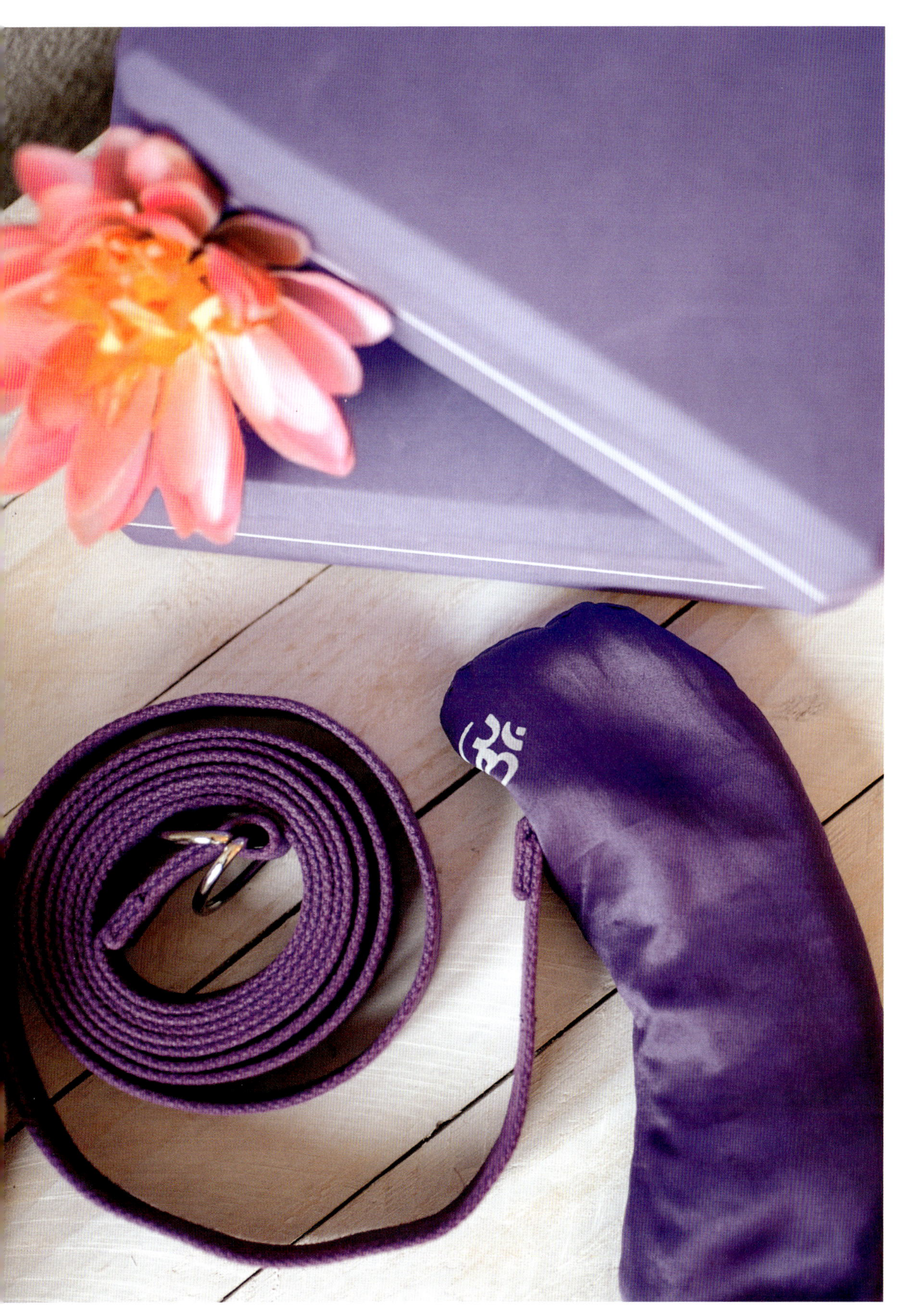

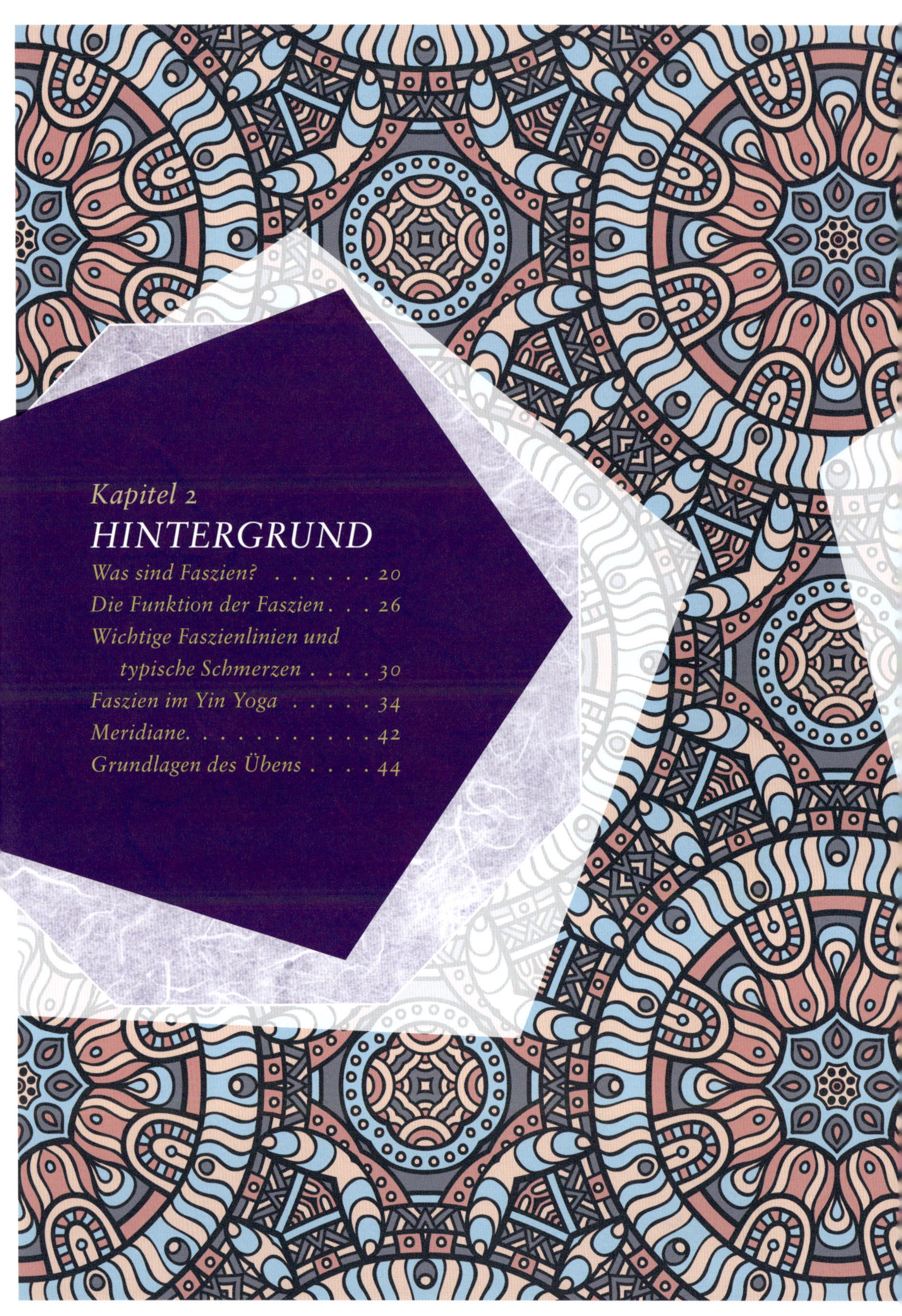

Kapitel 2

HINTERGRUND

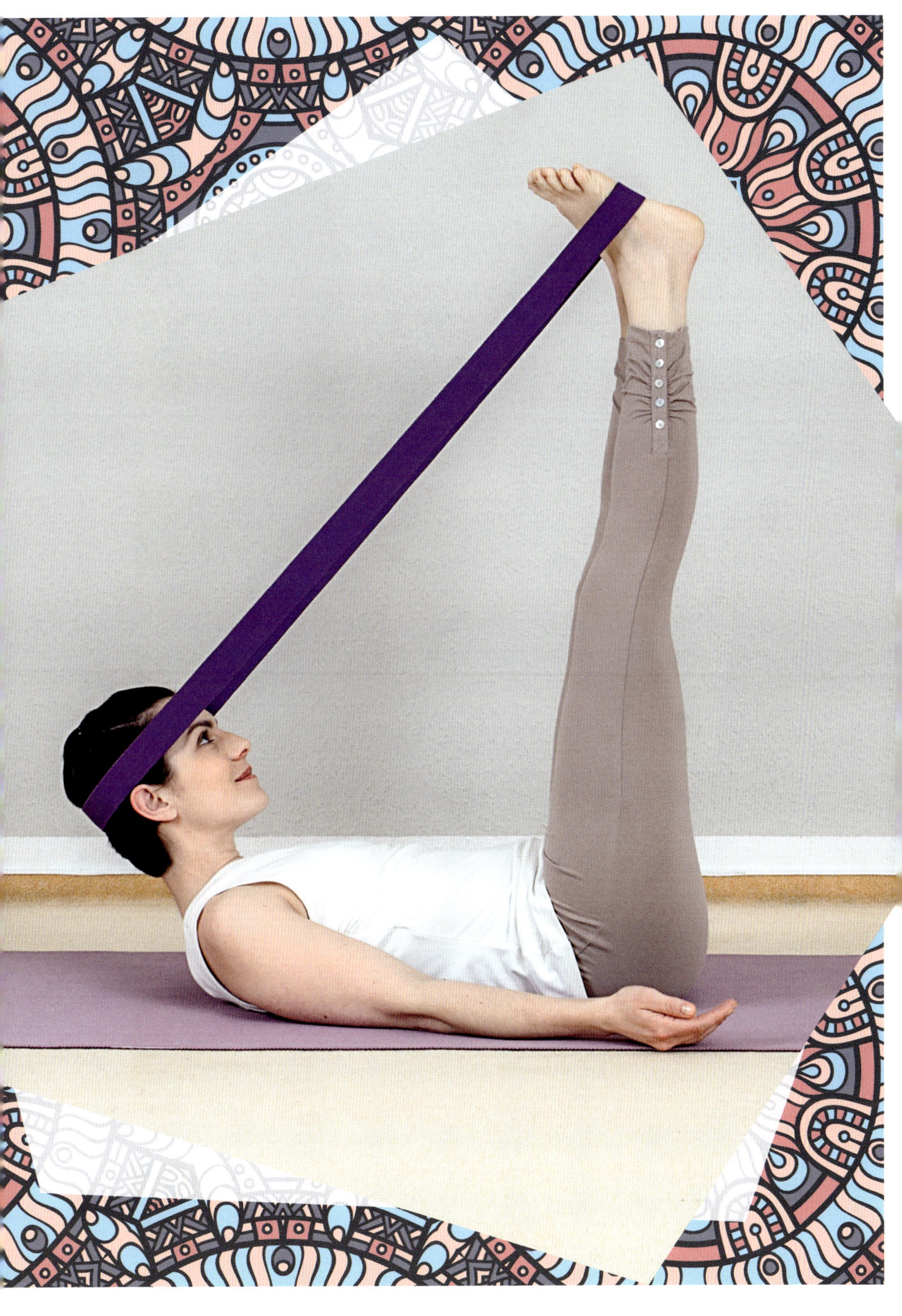

Was sind Faszien?

BEI DEN FASZIEN handelt es sich um ein durchdringendes, faseriges Bindegewebe, das sich feinmaschig wie ein dreidimensionales Gitternetz durch den ganzen Körper zieht. Faszien umhüllen ausnahmslos alle Muskeln, Knochen, Gelenke und Organe.
Dabei können sie je nach Körperregion hauchdünn oder mehrere Millimeter stark sein. Sie bilden im Körper ein Geflecht ohne Anfang und ohne Ende. Faszien geben Struktur, Halt und Stabilität.
Das Wort „Faszie" kommt aus dem Lateinischen und heißt so viel wie „Verbund, verbinden". Und entsprechend funktioniert die Faszie auch: Das feingliedrige Netzwerk arbeitet wie ein Kommunikationssystem, das verschiedenartige Körperstrukturen wie Muskeln, Gelenke und Knochen miteinander verbindet und Schmerz sowie Druck- und Dehnreize an das Gehirn weitergibt.

Dieses umhüllende Fasziengewebe kann man sich mithilfe einer aufgeschnittenen Orange vorstellen: Die weiße Haut, die das Fruchtfleisch der einzelnen Orangenspalten umhüllt, entspricht den räumlich trennenden und formgebenden Strukturen des Fasziengewebes. Auch wenn man ein Stück rohes Fleisch betrachtet, zeigt sich das Bindegewebe ähnlich wie beim menschlichen Körper als dünne weiße oder silbrige Haut, die wie eine Schutzschicht die Muskeln und Organe umgibt.

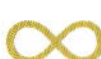

Gesunde und gedehnte Faszien sind geschmeidig und gleitfähig und sorgen für einen reibungslosen Bewegungsablauf. Aufgrund von Verletzungen, Bewegungsmangel, Fehlhaltungen oder auch altersbedingt können Faszien jedoch verkleben und verfilzen.

Ist das der Fall, sind die Muskeln nicht mehr imstande, mühelos aneinander vorbeizugleiten. Das wiederum kann zu erheblichen Bewegungseinschränkungen und Schmerzen führen.
Mittlerweile ist es möglich, dieses Verfilzen mit unterschiedlichen Methoden sichtbar zu machen, zum Beispiel unter dem Mikroskop oder im Ultraschall mit hochmodernen bildgebenden Verfahren. Ähnlich wie bei einem Filzstoff, wo die Fasern in alle möglichen Richtungen miteinander verwoben und eben verfilzt sind, sieht man das verfilzte Fasziengewebe dann nur noch als ein verknotetes Knäuel, während gesunde Faszien sich als perfekt strukturierte Matrix zeigen.

∞

Bis vor einigen Jahren hat man den Faszien kaum Bedeutung beigemessen. Diese sehnige Haut galt als unwichtig und wurde bei Operationen recht sorglos durchtrennt oder sogar ganz entfernt.
Der Neurophysiologe Dr. Robert Schleip gilt als deutscher Pionier der Forschung über Faszien. Seit 2003 leitet er eine Arbeitsgruppe, die wissenschaftliche Grundlagen auf diesem Gebiet erarbeitet. Er ist an vielen Studien beteiligt, veröffentlichte hierzu die neuesten Erkenntnisse in zahlreichen Büchern, Interviews und Fernsehbeiträgen und hat damit der breiten Öffentlichkeit erstmals die Bedeutung der Faszien nähergebracht.

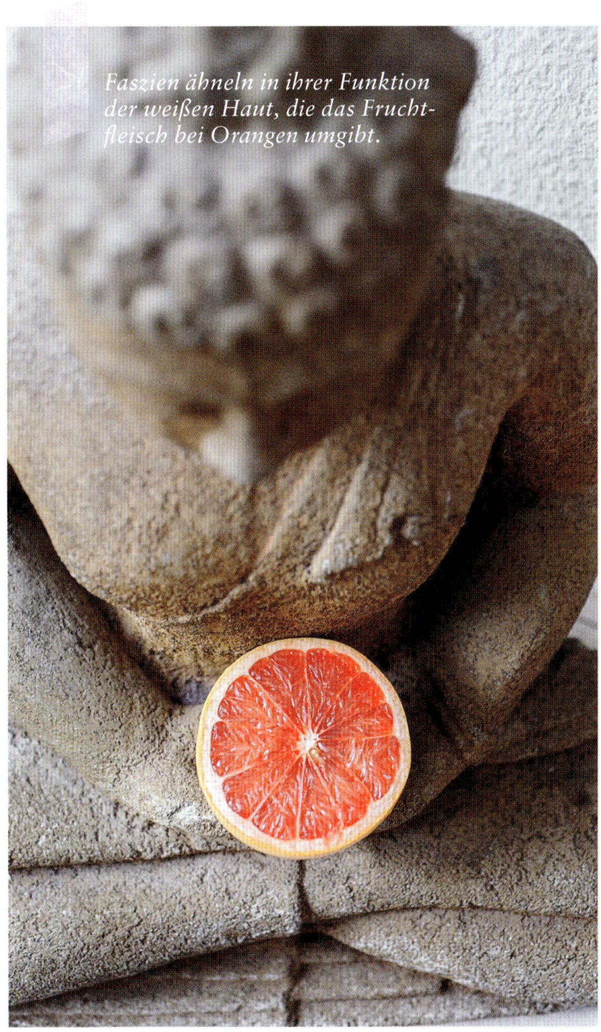

Faszien ähneln in ihrer Funktion der weißen Haut, die das Fruchtfleisch bei Orangen umgibt.

Sinnesorgan und mehr

Dank dieser Forschungsergebnisse betrachtet man das fasziale Gewebe heute als ein eigenständiges elementares Sinnesorgan. Es ist der Körperwahrnehmung zugeordnet und leitet Informationen über Bewegung, Lage, Spannung, Druck und insbesondere Schmerz an das Gehirn und das vegetative Nervensystem weiter.
Inzwischen wird das Faszialgewebe sogar als das sechste Sinnesorgan bezeichnet, weil es von vielen unterschiedlichen Rezeptoren durchzogen ist, die einen Großteil der körperlichen Wahrnehmung ausmachen. Beispielsweise kann dieses intelligente Organsystem bei Stress oder Schmerz entsprechende Hormone und Neurotransmitter ausschütten, sodass Muskeln und umliegendes Gewebe sich zum Schutz verkürzen und verspannen.

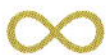

Darüber hinaus erfüllen die Faszien noch weitere wichtige Aufgaben. Sie sind auch dafür zuständig, dass die Lymphe abgeleitet wird. Diese weißliche Flüssigkeit bringt wichtige Nährstoffe zu den Zellen und sorgt dafür, dass die Abbauprodukte abtransportiert werden.
Das kann man sich wie folgt vorstellen: Muskeln überlagern sich in mehreren Schichten, jeweils abgegrenzt durch die Faszien. Diese sorgen dafür, dass die Muskeln sich bewegen und übereinander gleiten können, und vermindern Reibungswiderstände. In den Zwischenräumen der Faszien befinden sich die Lymphbahnen mit der Lymphe, die durch die Bewegung der Muskeln und Faszien zum Fließen gebracht wird.
Jede Muskelbewegung ist demnach gleichzeitig eine Faszienbewegung, die den Fluss der Lymphe unterstützt. Eine zu hohe Grundspannung in der Muskulatur führt dazu, dass zu wenig Lymphe bewegt wird. Dadurch kommt es zu einem Stau und in dessen Folge zu den oben genannten Verklebungen und Verfilzungen. Das Gleiten wird dadurch zunehmend schwieriger.
Stellen Sie sich den Unterschied vor, ob glatte Seidentücher oder grobe Leinenstoffe aneinandergerieben

werden. Ähnlich ist das auch bei gesunden Faszien im Vergleich zu verklebten und verfilzten Faszien.

Hilfe gegen Verspannung und Schmerzen

Durch gezielte Techniken wie beispielsweise Yin Yoga, beim Faszientraining mit Faszienrollen, beim Rolfing, bei der Faszientherapie nach Typaldos oder durch Osteopathie werden die Strukturen, Verklebungen und Blockaden gelöst und gedehnt, das Nerven- und Lymphsystem wird reguliert und beruhigt, die allgemeine Körperspannung herabgesetzt und Stress reduziert. Denn wenn Faszien unter Spannung stehen, fühlen sich Körper und auch Geist gestresst und finden keine innere Ruhe. In der Schmerztherapie ist die Lumbal- oder Lendenfaszie, die den unteren Rücken diagonal umspannt, ein interessantes Beispiel. Diese tiefe Rückenfaszie ist mit vielen Schmerzrezeptoren besiedelt und ein Ort der Schmerzentstehung. Dieser Zusammenhang wurde in den letzten Jahren unter anderem an der Universität Heidelberg unter der Leitung eines interdisziplinären Forschungsteams mit über 50 verschiedenen Forschungsgruppen von renommierten Neurowissenschaftlern und Ärzten erkannt und ist revolutionär für die Schmerztherapie. Untersuchungen an männlichen Rückenschmerzpatienten zeigten Verdickungen an der Lendenfaszie. Diese Verklebungen oder kleinen Risse (Mikrorupturen), die wiederum zu Entzündungen führten, wurden durch falsche, einseitige Belastungen oder Stress verursacht. Da durch die blockierte Matrix die Ausschüttung der verschiedenen Botenstoffe im Gewebe durcheinandergerät, senden die Faszien falsche Signale an die Muskeln. Muskelverhärtungen und schließlich chronische Schmerzen sind die Folge. In den genanntenStudien zeigte sich, dass mehr als 80 Prozent der Rückenschmerzen auf verklebte und blockierte Faszien zurückzuführen sind. Dr. Robert Schleip sagte dazu in einem Interview: „Rückenschmerzen entstehen demnach nicht ausschließlich durch Wirbelsäulen- oder Bandscheibenschäden, wie man sie bisher behandelte, sondern vor allem in den Faszien. Es vollzieht sich ein kleiner Paradigmenwechsel, der bisherige Konzepte widerlegt."

Schmerzerzeuger sind also oft die sogenannten Mikrorupturen in der Rückenfaszie und nicht die Bandscheiben, wie neueste Studien zeigen. Die Abnutzung einer Bandscheibe kann nämlich auch ein natürlicher Prozess sein, wie etwa das Ergrauen der Haare, und geht nicht automatisch mit Schmerzen einher, selbst dann nicht, wenn es ein klar sichtbarer akuter Bandscheibenvorfall ist. Würden schmerzfreie Menschen ab einem gewissen Alter sich einer Magnetresonanztomografie (MRT) unterziehen, so würde man auch dort Abnutzungen und Bandscheibenvorfälle feststellen können.

Somit ist ein ganz neuer Ansatz in der Behandlung chronischer Schmerzpatienten möglich. Viele Ärzte, Physiotherapeuten und Osteopathen arbeiten mittlerweile an einer gezielten Faszien-Schmerztherapie. Außerdem können ganzheitliche Trainingsmethoden wie Yin Yoga verhindern, dass erneut muskuläre Dysbalancen entstehen oder schlechte Bewegungsmuster sich in den Alltag einschleichen. Die Forschung hat hier mittlerweile großartige Ergebnisse erzielt, die sich durch viele fundierte Studien von renommierten Fachleuten belegen lassen. Dabei ist sie sicherlich noch nicht am Ende angekommen.

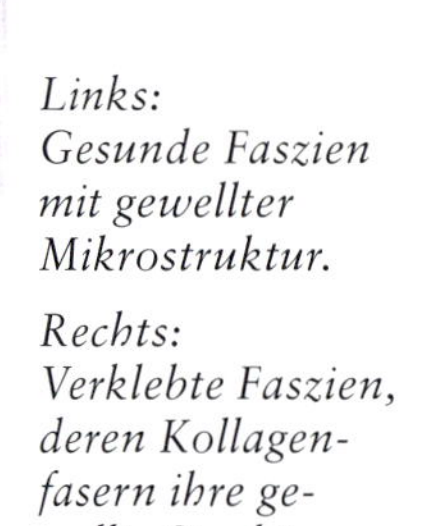

Links: Gesunde Faszien mit gewellter Mikrostruktur.

Rechts: Verklebte Faszien, deren Kollagenfasern ihre gewellte Struktur verloren haben.

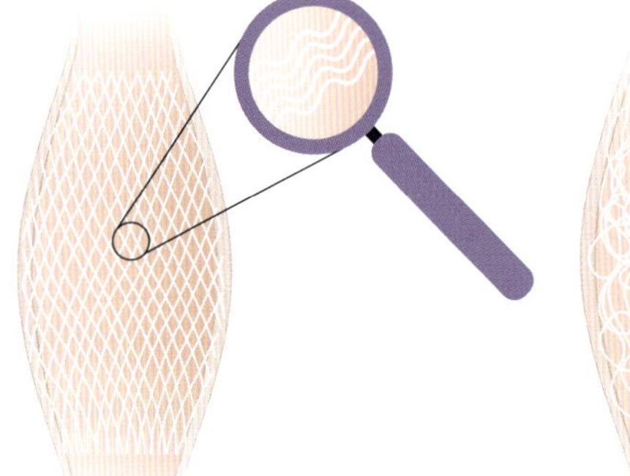

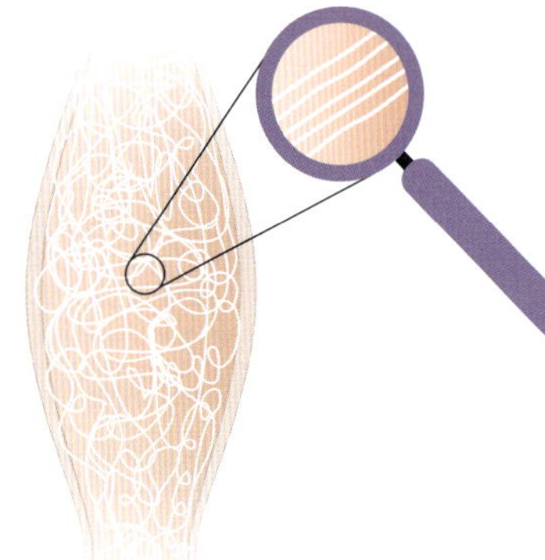

GUT ZU WISSEN

Warum wir die Faszien brauchen

- *Muskeln und Organe könnten ohne Bindegewebe, also die Faszien, nicht arbeiten und ihre Form halten.*
- *Faszien sind das größte Sinnesorgan im menschlichen Körper und als solches zuständig für die Körperwahrnehmung.*
- *Würde man alle Organe, Knochen, Gelenke und Muskeln – also alles mit Ausnahme der Faszien – im Körper entfernen, bliebe trotzdem die milchig-weiße Hülle und die äußere, individuelle Struktur des Menschen erkennbar.*
- *Es gibt in den Faszien viel mehr Sensoren und Schmerzrezeptoren als in den Muskeln.*
- *Der Anteil des Bindegewebes beträgt etwa 18 bis 23 Kilogramm des Körpergewichts.*
- *Das Bindegewebe erneuert sich ständig. Je mehr man es nutzt, desto schneller erneuern sich die Fasern.*
- *Das Bindegewebe speichert ein Viertel des Körperwassers, das sich im Alter stetig reduziert. Aus dem Wassergehalt lässt sich schließen, wie geschmeidig Faszien sind: Neugeborene haben etwa 80 Prozent Wasser im Körper, das überwiegend im Bindegewebe gebunden wird. Deshalb haben sie eine sehr hohe körperliche Elastizität. Ein Mensch über 70 hingegen kommt nur noch auf etwa 50 Prozent Wassergehalt im Körper. Seine Elastizität ist dadurch erheblich geringer.*
- *Trainierte Faszien senken das Verletzungsrisiko.*

Die Funktion der Faszien

DIE FASZIEN SIND mit zahlreichen Nervenendungen durchsetzt, die auf das vegetative Nervensystem wirken. Dieses System ist für viele lebenswichtige Körperfunktionen zuständig, die weitgehend nicht bewusst kontrolliert werden können. Dazu gehören die Atmung, der Herzschlag und die Verdauung. Bemerkenswert ist, dass auch die Faszienspannung vom autonomen Nervensystem beeinflusst wird. Gelassenheit und Ruhe senken beispielsweise die Spannung, während Stress die Grundspannung erhöht.

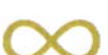

Nirgendwo im Körper berühren sich Knochen oder Muskeln direkt. Sie werden stets über das Spannungssystem der Faszien auf Abstand gehalten und gleichzeitig verbunden. Diese Verbindungen werden Leitbahnen genannt. Wenn sich irgendwo ein Gelenk oder Muskel bewegt, hat das immer Auswirkungen auf den ganzen Organismus, denn Bewegungen und Belastungen werden von einem Glied der Kette zum nächsten weitergegeben. Diese langen Ketten können dann beispielsweise durch Irritationen im Fuß oder im Knie Rückenschmerzen auslösen, oder eine angespannte Hand kann zu Kopf- und Nackenschmerzen führen und umgekehrt.

Die Faszien übernehmen auch bei der Kraftübertragung eine wichtige Rolle. Durch eine Art Dehnspannung erzeugen sie Kräfte, die sie im Körper weiterleiten. Muskeln verstärken diese Kräfte. Dabei gilt die Regel: Je elastischer die Faszien, desto mehr Kraft kann erzeugt und übertragen werden. Somit ist beides von großem Nutzen.

Vier Funktionsbereiche

Der Aufgabenbereich der Faszien kann in vier wichtige Funktionen unterteilt werden, die dem Körper Halt, Stabilität und Stärke verleihen:

- ***Faszien formen:*** Sie umhüllen, polstern, schützen, stützen, geben Struktur.
- ***Faszien bewegen:*** Sie übertragen Kraft und speichern sie, können Spannung halten und sich dehnen lassen.
- ***Faszien versorgen:*** Sie versorgen Zellen und Organe mit Nahrung und enthalten selbst Abwehrzellen und Lymphzellen. Zudem erneuern sie sich stetig selbst. Nach einem Jahr ist etwa die Hälfte der Kollagenfasern, aus denen die Faszien zum Teil bestehen, ausgetauscht. So sorgen sie für einen reibungslos ablaufenden Zellstoffwechsel von Lymphe, Blutbahnen und Nerven. Sie transportieren Flüssigkeiten im Körper und sorgen damit indirekt dafür, dass die Körperzellen genährt und entschlackt werden.
- ***Faszien kommunizieren:*** Sie empfangen Reize und Informationen, zum Beispiel in Form von Schmerz, Druck oder Berührung, und leiten diese an das vegetative Nervensystem weiter. Sogar das Immunsystem wird teilweise in den Faszien gesteuert. Dort bilden sich Barrieren, die Fremdkörpern das Eindringen erheblich erschweren. Außerdem befinden sich in den Faszien Immunzellen, die beispielsweise Bakterien bekämpfen.

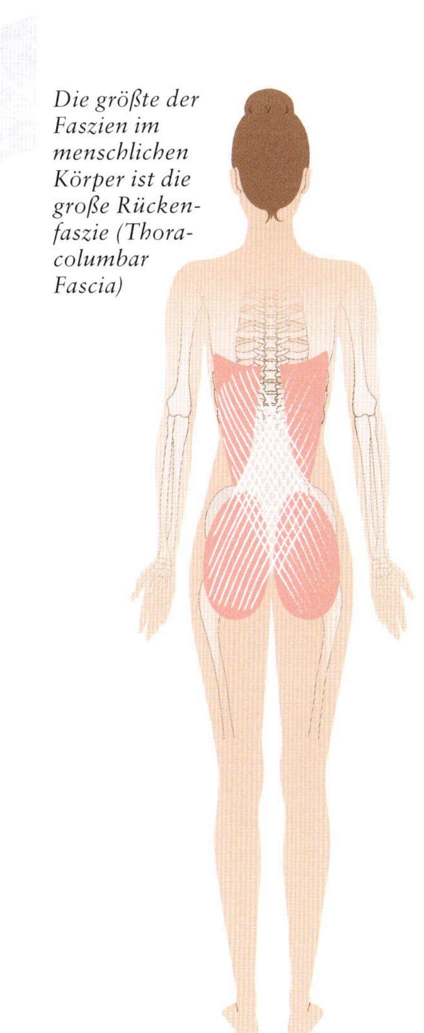

Die größte der Faszien im menschlichen Körper ist die große Rückenfaszie (Thoracolumbar Fascia)

Aufbau der Faszien

Wie auf Seite 20 geschildert, durchzieht das Fasziengewebe den ganzen Körper. Es liegt direkt unter der Haut, hält dort den Körper zusammen und gibt ihm seine einzigartige Struktur. Im tieferen Gewebe umhüllt und durchzieht es alle Muskeln, Gelenke, Knochen sowie die Organe.

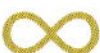

Faszien bestehen grob gesagt aus Wasser, Eiweiß, Zucker und Bindegewebszellen, einer gelartigen, flüssigen Grundsubstanz (die den Körper beweglich und geschmeidig macht), den Eiweißbausteinen Kollagen (das für die Festigkeit und Stabilität des Gewebes sorgt) und Elastin (das für die Elastizität der Gewebe zuständig ist und es ermöglicht, die Faszien zu dehnen). Diese Substanzen erneuern sich allerdings nur, wenn die Faszien regelmäßig beansprucht, also bewegt, gedehnt und belebt werden. Und nur dann bleibt das Bindegewebe feucht, geschmeidig und beweglich.
Das Bindegewebe hat eine leicht in sich gewellte Grundstruktur und eine Scherengitterform (Abbildung Seite 24), die eine Ausdehnung und Bewegung ermöglichen. Im Alter verhärtet sich diese Struktur und der Flüssigkeitsgehalt reduziert sich.

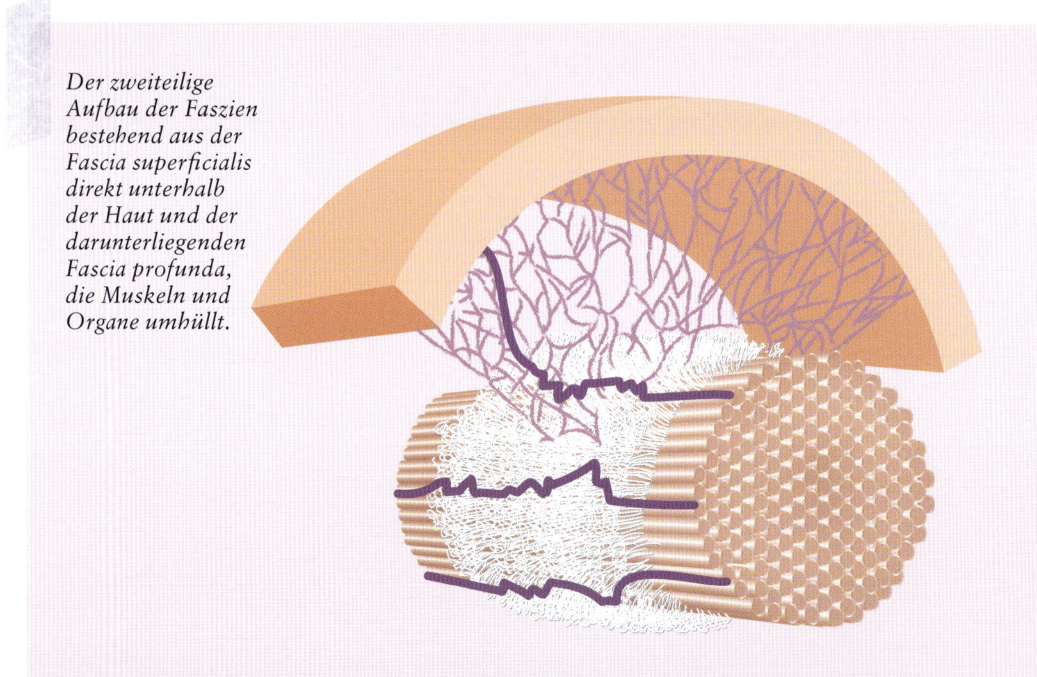

Der zweiteilige Aufbau der Faszien bestehend aus der Fascia superficialis direkt unterhalb der Haut und der darunterliegenden Fascia profunda, die Muskeln und Organe umhüllt.

Kapitel 1 Kapitel 2 Kapitel 3 Kapitel 4

Es ist also sehr wichtig, das Gewebe zu bearbeiten und zu dehnen, damit eine gesunde und natürliche Beweglichkeit im Alter noch möglich ist. Tests haben ergeben, dass Faszien ein sogenanntes „strain hardening“ haben. Das bedeutet, dass sich ihr Wassergehalt während der Dehnung zunächst reduziert. Danach saugen sie sich wieder mit Wasser voll und haben dann sogar einen höheren Wassergehalt als vorher.

GUT ZU WISSEN

Typen und Funktionen des Bindegewebes

- *Lockeres Bindegewebe ist eine Art Füllgewebe. Es kleidet den Bauchraum aus und dient dem Schutz der Organe.*
- *Elastisches Bindegewebe ermöglicht bestimmten Organen eine starke Dehnbarkeit (Blase, Gallenblase, Aorta und Lunge).*
- *Straffe Faszien müssen starken Zug aushalten können und bilden Sehnen, Bänder und feste Kapseln, zum Beispiel um Nieren und Herzbeutel, und dünne Schichten um die Muskeln.*
- *unregelmäßiges Bindegewebe bilden Hirnhaut und Unterhaut (Lederhaut). Dieses Bindegewebe hält eine hohe Dehnbelastung und starken Zug aus.*

Allgemein gilt:
Straffe und feste Faszienlagen geben Halt, lockere Schichten sorgen für das reibungslose Gleiten der Muskeln und Gelenke.

Wichtige Faszienlinien und typische Schmerzen

Körperrückseite: Oberflächliche Rückenlinie

Die Fasziengruppe, die als Rückenlinie bezeichnet wird, verläuft von den Füßen über den Rücken zum Nacken. Sie stützt und schützt den Körper und ermöglicht eine aufrechte Haltung. Sie sorgt dafür, dass man den Oberkörper nach oben und hinten strecken kann. Eine Dehnung der Rückenlinie findet durch sitzende, kniende und stehende Vorbeugen statt.
Schmerzen im Nacken- und Schulterbereich werden meist durch Fehlhaltungen am Schreibtisch oder einseitige Bewegungen ausgelöst.
Auch das Hochziehen der Schultern führt zu Verspannungen der Muskeln und zu Dauerkontraktionen und Verklebungen der Faszien. Zu viel Sitzen und Fehlhaltungen gehören zu den häufigsten Ursachen von Schmerzen in der Lumbal-/Lendenfaszie. Auch bei Schmerzen in der Achillessehne und bei Entzündungen der Plantarfaszie an der Ferse sind die Faszien der Körperrückseite beteiligt.

Körperseite: Laterallinien

Die Laterallinien verlaufen von der Außenseite des Fußes zum Kopf links und rechts seitlich am Körper entlang. Sie gleichen die Linie der Körpervorder- und der Körperrückseite aus und halten die Balance im gesamten Körper. Eine Dehnung erreicht man durch Seitneigungen.
Skoliosen, Fehlhaltungen und einseitige Bewegungen führen zu Verkürzungen oder Schmerzen an der jeweiligen Körperseite. Solche Verkürzungen können sich auch auf andere Körperbereiche negativ auswirken und sogar Organe wie Leber, Lunge oder Herz beeinträchtigen.

Links:
Die Oberflächliche Rückenlinie.

Rechts:
Laterrallinien.

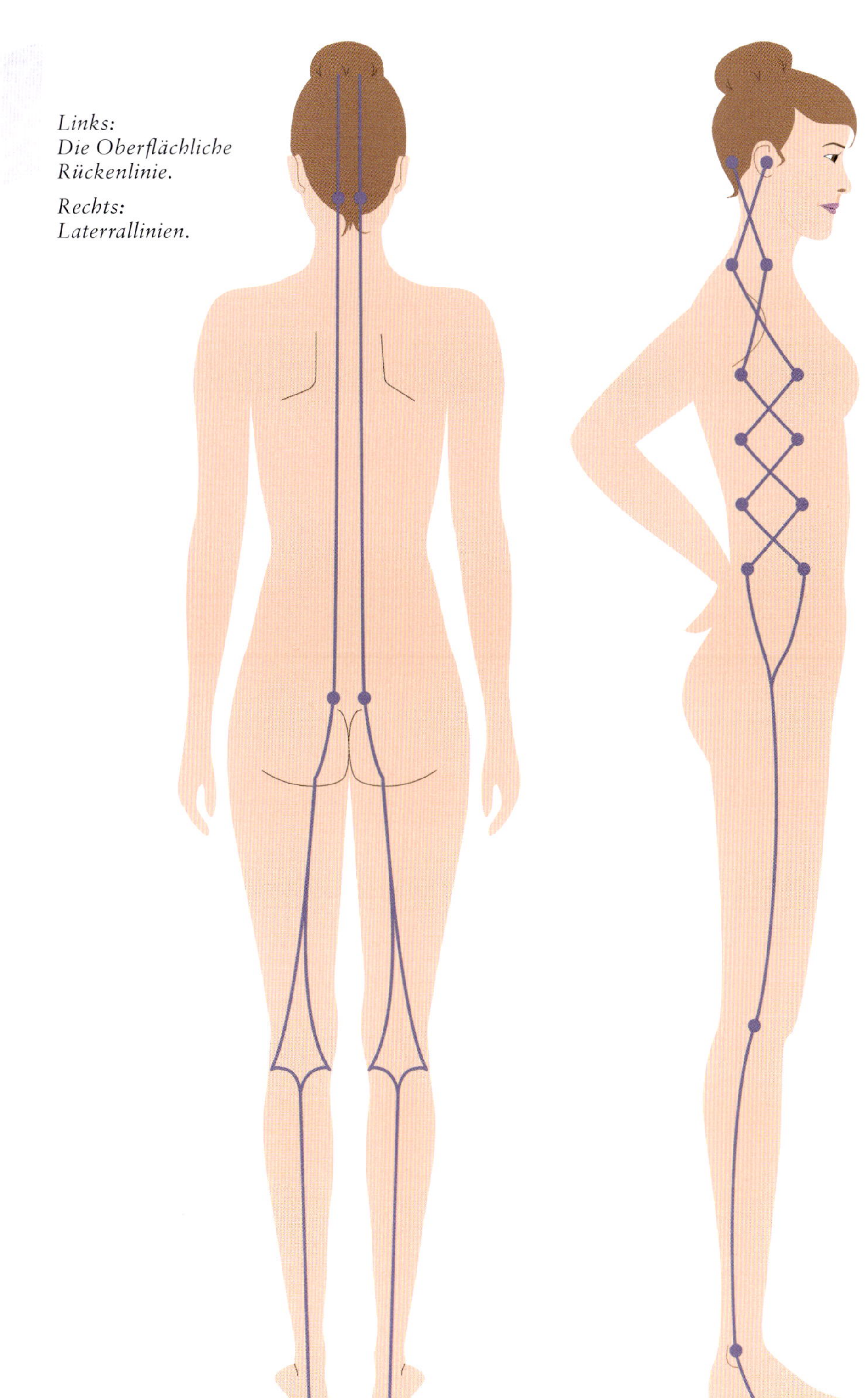

Körpervorderseite: Oberflächliche Frontallinie

Die Fasziengruppe der Vorderseite verläuft zweigeteilt von den Zehen zum Becken und vom Bauch zum Kopf. Im Stand bildet sie eine einheitliche Zuglinie, die für die Aufrichtung des Körpers sorgt. Sie stabilisiert den Oberkörper und ermöglicht Bewegungen wie das Heben und Senken des Oberkörpers. Eine Dehnung findet durch Rückbeugen statt.
Durch zu viel Sitzen, schnelle Sportarten wie Fußball, Handball oder Tennis, die ein plötzliches Abbremsen erfordern, aber auch beim Joggen verkürzen sich häufig die Hüftbeuger und die Oberschenkelmuskeln, die sich ohne Dehnung verspannen und die Faszien in der Frontallinie blockieren. Auch beim Krafttraining sollte stets darauf geachtet werden, dass der vordere Bereich des Körpers nicht nur Muskeln aufbaut, sondern dass er auch gedehnt wird. So werden die Faszien im Brustraum, um die Bauchorgane, im Hüftbeuger und an den Oberschenkeln belebt und geweitet. Im oberen Bereich des Körpers führen Verspannungen, beispielsweise durch chronischen Husten, durch Schutzhaltungen oder durch ein Nach-vorn-Ziehen der Schultern zu Blockaden. Diese beeinträchtigen die Atmung, das Strecken oder ein Weitegefühl im Brustkorb.

Rotation: Spirallinien

Die Fasziengruppen der Spirallinien verlaufen regelrecht in einer doppelten Windung um den Rumpf, über das Gesäß in die Oberschenkel. Sie halten das Gleichgewicht des Körpers auf allen Ebenen. Die Dehnung der Spirallinien findet durch Rotationen statt. Hier wird deutlich, wie weit die Faszienketten sich von einer Seite zur anderen schlängeln. Deshalb kann man sich auch gut vorstellen, dass Irritationen eines Körperteils sich über die Faszienbahnen auf andere Bereiche übertragen und unmittelbar zusammenhängen können. Weil bei den Drehungen die Organe quasi zusammengedrückt werden, fördern sie auch den Abtransport von Schlacken, entgiften und bringen den Körper wieder in Balance (Seite 27).

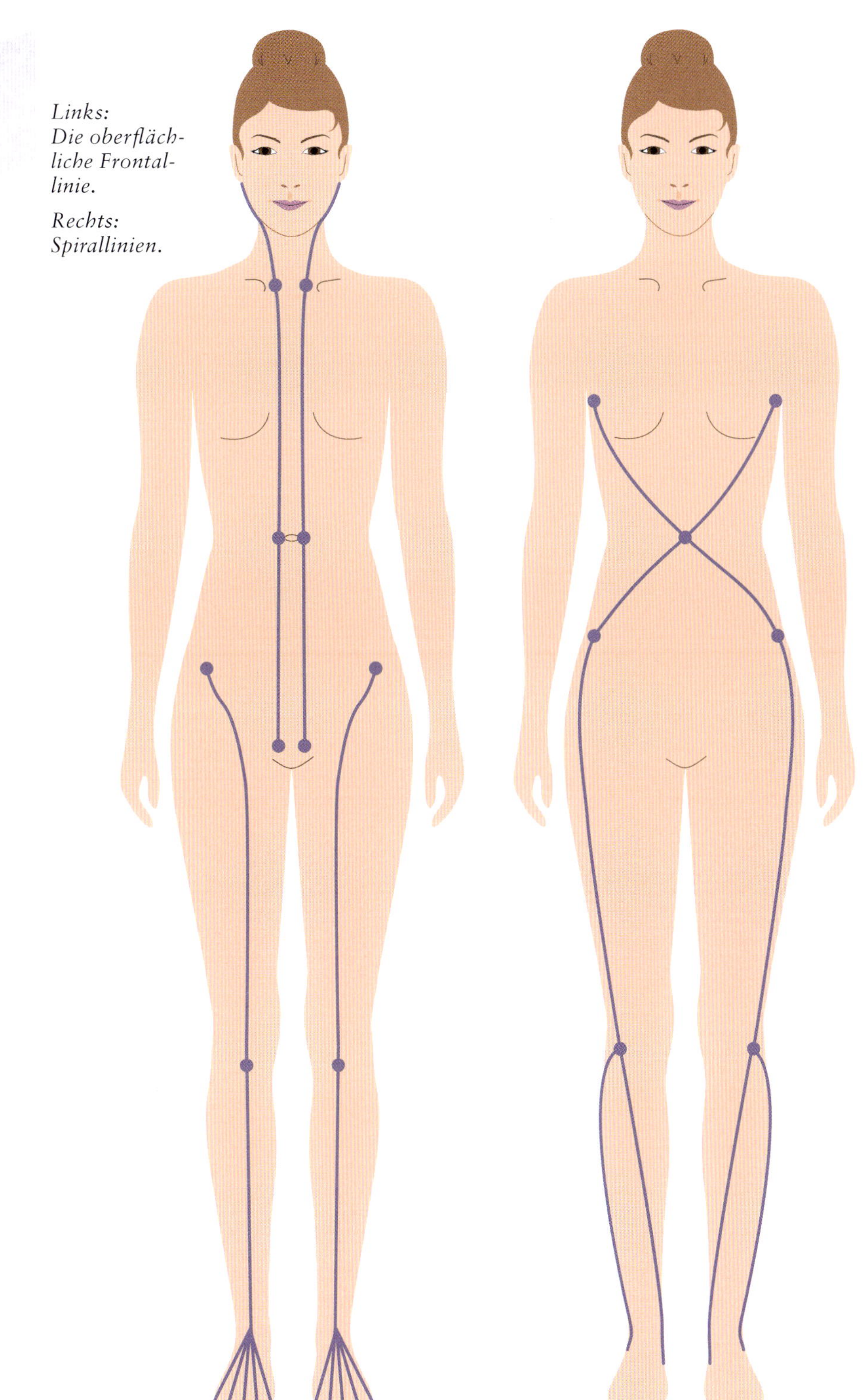

Links: Die oberflächliche Frontallinie.

Rechts: Spirallinien.

Faszien im Yin Yoga

Passive Dehnung und Entspannung

Während in der traditionellen Yogapraxis die Muskeln gedehnt und gestärkt werden, erreicht man durch das Entspannen der Muskeln im Yin Yoga einen besonderen Zug auf die Faszien. Da das Bindegewebe in und um die Muskeln herum zugfester und zäher ist als anderswo im Körper, müssen sich Muskeln und Faszien einander anpassen.

Das ist folgendermaßen zu verstehen: Ist ein einziger Muskel verspannt, spannen sich auch die umliegende Faszie und die zugehörigen Faszienketten, also die zusammenhängenden Fasziengruppen, an, da sie diesen (verspannten) Muskel halten und schützen müssen. Sind die Faszien verklebt und werden nur noch wenig genutzt (bei Verletzung, einseitiger Bewegung oder im Alter), entstehen nicht nur Schmerzen, sondern die darunterliegenden Muskeln können sich nicht mehr dehnen und ausweiten. Ein Teufelskreis!

Im Yin Yoga entspannt sich der Muskel und wird nur passiv gedehnt. So können sich auch die Faszien sowohl in ihrer welligen äußeren Struktur als auch in der Tiefe der Muskeln, Gelenke und Organe bis in tiefe Körperschichten hinein dehnen, weiten und regenerieren.

∞

Andererseits werden durch das lange Halten der Asanas, die für das Yin Yoga typisch sind, bestimmte Körperteile und Gefäße komprimiert und „ausgewrungen“, sodass es einen sogenannten Stau der Flüssigkeiten und des Energieflusses im übrigen Bindegewebe gibt. Löst man die Haltung dann nach circa fünf Minuten, öffnet sich eine „Schleuse“. Durch diesen Flutungsprozess können das Bindegewebe, die Blutgefäße und die Energiebahnen gereinigt und entschlackt werden.

FASZIEN sprechen eher auf einen beständigen, langsamen und gleichmäßigen Zug an als auf einen kurzen, starken oder ruckartigen. Auch das Federn, Schwingen und Springen sowie das Ausrollen mit Faszienrollen oder Bällen fördern die Lebendigkeit in den Faszien (soll hier aber nicht Thema sein).

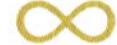

Um die Faszien optimal zu erreichen, sollten die Bewegungen nicht in einem gleichbleibenden Winkel oder nur in eine Bewegungsrichtung wiederholt werden, sondern eine Übungssequenz sollte variieren. Diese Variationen erreicht man mit Vor- und Rückbeugen, diagonalen Bewegungen und Spiralbewegungen, Seitneigungen und mit natürlichen körperbedingten Widerständen, die die Ausführung dieser Übungen nur bis zu einem gewissen Grad zulassen.

Faszien lieben es, unterschiedlich diagonal gespannt zu werden. Ihre Scherengitterform bietet die optimale Möglichkeit für eine Elastizität. Durch regelmäßiges Üben lässt sich auch die Verschiebbarkeit der Faszien gegeneinander erhalten, damit sie nicht verkleben und verfilzen.

Yin und Yang nicht mischen

Allerdings ist es nicht immer sinnvoll, Yin-Übungen mit einer kraftvollen Yang-Praxis (Seite 39f.) zu kombinieren. Aufgewärmte Muskeln sind im Gegensatz zu Muskeln, die nicht soeben beansprucht wurden, größer und bereits sehr stark durchblutet. Setzt man nun eine Dehnung an, dehnt man nur den Muskel, nicht aber die Faszie.
Kalte Muskeln hingegen erlauben einen vorsichtigen und intensiven Zug in den Faszien, die sie umhüllen. In diesem Fall kann man sich nicht überdehnen oder verletzen, da aufgrund der körpereigenen Schmerzrezeptoren die natürliche (Schmerz-) Grenze nicht überschritten wird und

man die jeweilige Haltung viel vorsichtiger einnimmt, als man es in einer Yang-Praxis machen würde. Es ist deshalb sehr wichtig, fordernde Sportarten und kraftvolle Yogahaltungen an eine Yin-Yoga-Sequenz anzuschließen und nicht umgekehrt. Noch besser ist es, die Yin- und Yang-Übungen unabhängig voneinander zu praktizieren. Denn auch das kraftvolle Üben sowie andere Sportarten sind immens wichtig für die Stärkung der Muskulatur und gleichen sich mit dem Yin Yoga wunderbar aus. Meine beste Erfahrung sowohl privat als auch in meinen Kursen ist ein wöchentlicher oder monatlicher Wechsel der (Yin- und Yang-)Yogarichtungen. Falls Sie jedoch beispielsweise ein- bis zweimal pro Woche joggen oder sich anderweitig regelmäßig sportlich betätigen, könnten Sie an den übrigen Tagen Yin Yoga praktizieren.

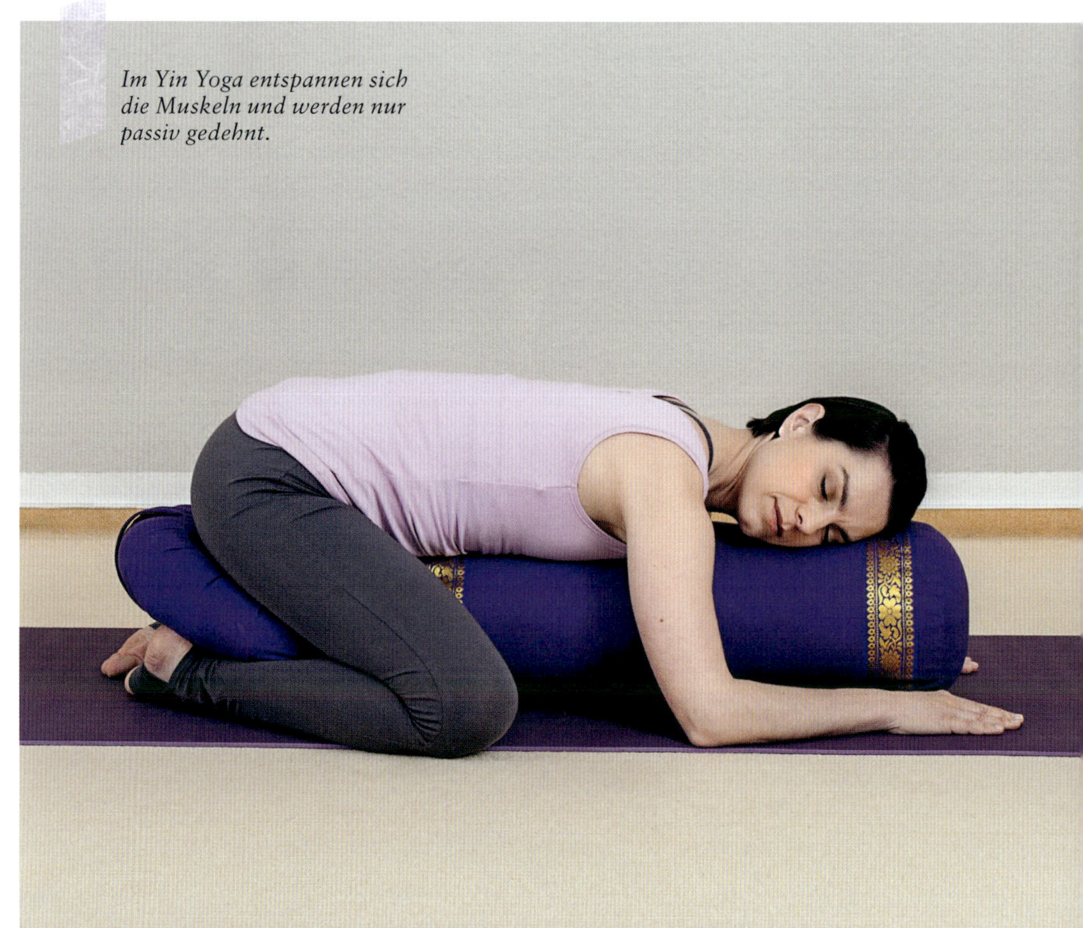

Im Yin Yoga entspannen sich die Muskeln und werden nur passiv gedehnt.

Über das Yin und Yang im Yoga

In der chinesischen Philosophie stehen Yin und Yang für entgegengesetzte, aber aufeinander bezogene Kräfte: Yang für das Männliche, die Kraft und Aktivität, Yin für das Weibliche, das Passive und Weiche. Das Yin im Yin Yoga hat seinen Ursprung bereits in den ersten Schriften der frühesten Yogatradition, in den Yogasutren. Dort gab es bereits Asanas, die ähnlich wie im heutigen Yin Yoga statisch, lange und passiv gehalten wurden und der Stille und Mediation dienten. Doch diese Übungsform ließ sich in unserer schnelllebigen Zeit immer mehr in den Hintergrund drängen.
In den 1970er-Jahren verhalf der Yogalehrer Paul Grilley über Umwege dem heute gelehrten Yin-Yoga-Stil zu neuem Leben. Nachdem er den eigentlichen Begründer dieser Praxis, den sehr beweglichen Kampfsportler Paulie Zink, kennenlernte, vertiefte er sowohl seine Kenntnisse über die von Zink vorgestellten Asanas als auch der Anatomie und Meridiane. Aufgrund dieser Studien entwickelte er das Yin Yoga, wie wir es heute üben.

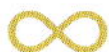

In den meisten Yogakursen wird das sogenannte Hatha Yoga unterrichtet. Da allerdings das Yang-basierte Hatha Yoga mit seinen unterschiedlichsten Trends und Ausrichtungen in den letzten Jahren oftmals dem heutigen sehr leistungsorientierten Leben angepasst wurde, trifft der Kern des Yin Yoga die Bedürfnisse von immer mehr Menschen, die inzwischen den Wunsch haben, entschleunigt, tief und konzentriert zu üben. Leistungsdruck, Perfektion, Oberflächlichkeit und „noch mal eben schnell Yoga machen“ haben hier keinen Platz. Allerdings profitiert auch die Yang-Praxis, also das kraftvollere Üben, von der hierzulande neuen Methode. Durch das gezielte In-sich-hinein-Spüren, den dabei entstehenden inneren Dialog mit den eigenen Grenzen und das Loslassen der Muskulatur wird man für die Yang-Yogapraxis achtsamer und aufmerksamer und kann sich dadurch weniger häufig verletzen.

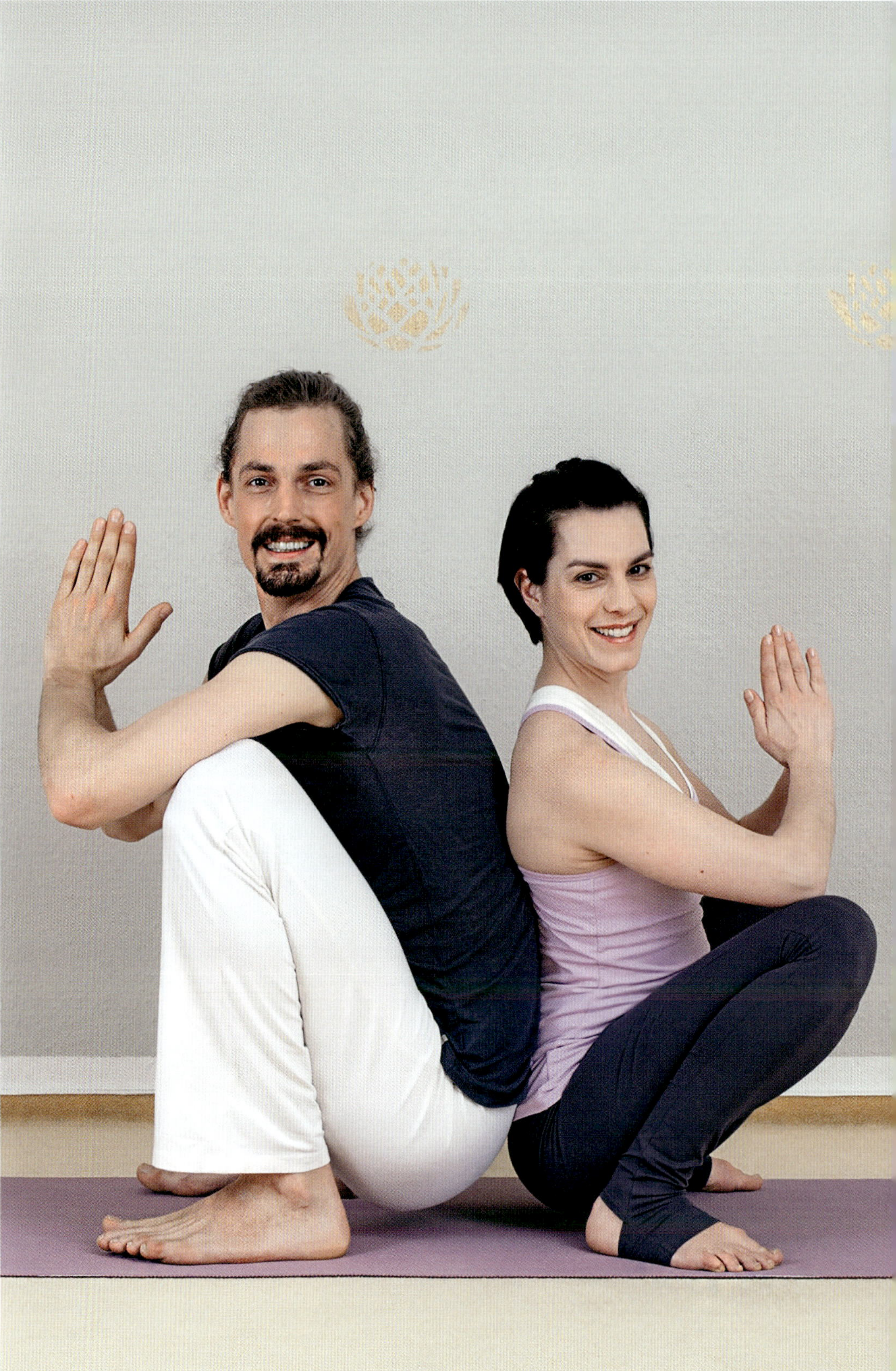

Yin Yoga und andere Yogarichtungen

Yin Yoga versteht sich als Ergänzung und stellt nicht unbedingt eine Alternative zu anderen Yogarichtungen dar. Sowohl Yin als auch Yang, also das Weibliche und das Männliche, das Weiche und die Kraft, müssen im Ausgleich sein.
Im Yin Yoga übt man passiv auf der Ebene der Faszien und Meridiane (Seite 42f.), im Yang Yoga kraftvoll und ausdauernd auf der Ebene der Muskeln. Beides ist gleichermaßen wichtig, denn ohne Muskelkraft könnten wir im Alltag nicht überleben und ohne geschmeidige, gleitfähige Faszien wären wir nicht beweglich.

Im Yin Yoga gibt es nur eine begrenzte Anzahl an Asanas, von denen jede in der Regel nur liegend, sitzend, kniend, hockend oder stehend ausgeführt wird.
Der größte Unterschied zur herkömmlichen Yogapraxis besteht darin, die Übungen passiv, also ohne Muskelkraft und Spannung, auszuführen.

In den drei bis fünf Minuten dauernden Asanas hat man Zeit, tief in sich hineinzuhorchen. Durch diesen inneren Dialog werden nach und nach Spannungen abgebaut, die sich überall im Körper zeigen können. Das kann ein Festhalten oder eine Spannung direkt an dem Körperteil sein, mit dem man gerade übt. Oft äußert sich eine Spannung aber auch im Zusammenbeißen der Zähne oder im Verkrampfen des Kiefers, der Hände oder der Füße. In kurz gehaltenen Asanas, vor allem beim Einsatz von Muskelkraft, kann man diese Merkmale nur schwer wahrnehmen.

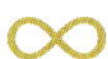

Den inneren Dialog bei der Yin-Praxis kann man sich wie folgt vorstellen: Kaum hat man die entsprechende Haltung eingenommen, machen sich im Kopf auch schon allerlei Gedanken breit: „Sind die fünf Minuten bald um? Das tut aber ganz schön weh! Kann ich hier vielleicht etwas verändern? Ich merke ja gar nichts! Aha, da hat sich jetzt etwas gelöst. Und hier hat schon wieder etwas nachgegeben. Das fühlt sich gut an.“

Aber auch: „Mein Kiefer ist angespannt. Die Hände krallen sich fest. Ich ziehe die Schultern hoch. Die Beine und Hüften halten noch fest." Sich immer wieder zum Loslassen der Spannungen zu motivieren, dranzubleiben und sich ohne Druck dem Loslassen hinzugeben, das meint der innere Dialog genauso wie der oben beschriebene innere Kampf.

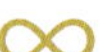

Durch das lange Hineinspüren im Yin Yoga können sich sowohl der Geist als auch der Körper auf das jeweilige Loslassen der Spannungen einfühlen. Nach etwa ein bis zwei Minuten hören die ersten Muskelspannungen meist auf. Wenn man das Gefühl einmal wahrgenommen hat, wie ein unbewusst festgehaltener Muskel nachgibt, fällt es immer leichter, auch die anderen Spannungen loszulassen. Es wird von Mal zu Mal einfacher, Yin Yoga zu praktizieren. Das überträgt sich auf ganz natürliche Weise dann auch in den Alltag. So wird jedes einzelne Asana zu einer kleinen Meditation.

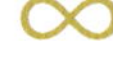

Beim Yoga ist es wichtig, immer auf den eigenen inneren Yogalehrer zu hören und keine Grenzen zu überschreiten. Deshalb sollte man stets nachspüren, ob sich eine Haltung richtig und komfortabel anfühlt. Ein wohliger Dehnungsschmerz ist dabei erwünscht. Ziehen, Stechen und Pochen sind allerdings kontra-

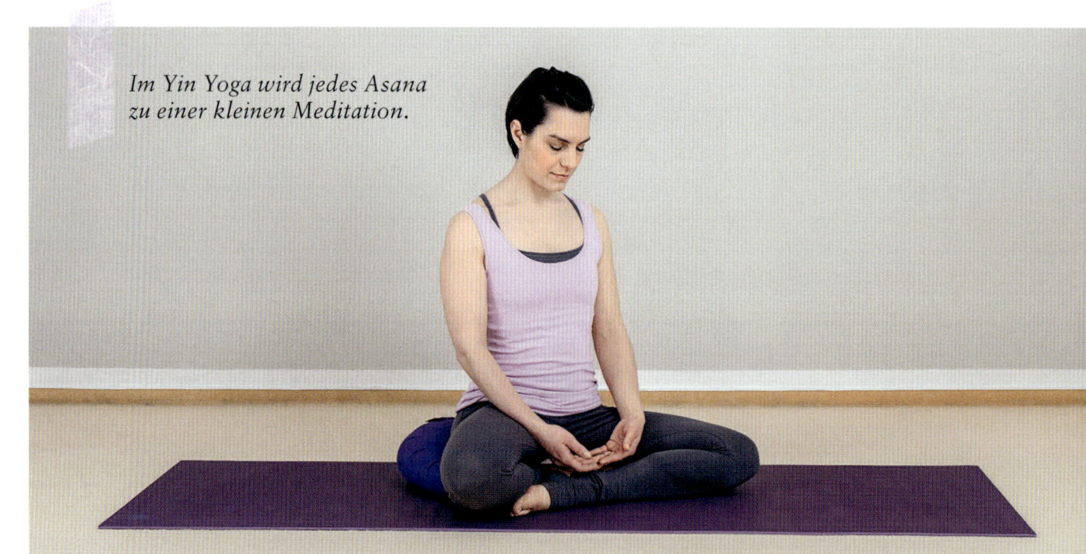

Im Yin Yoga wird jedes Asana zu einer kleinen Meditation.

produktiv und führen keinesfalls zum erhofften Ziel.
Obwohl in den meisten Übungen bereits ein Hilfsmittel eingesetzt wird, ist manchmal mit einer minimalen Veränderung oder einem weiteren Hilfsmittel die Haltung angenehmer zu gestalten. Nur wenn der Körper wirklich locker lässt, indem man am Rande seiner ganz persönlichen Komfortzone übt, können sich die Muskeln entspannen und somit die Faszien dehnen. Das sieht bei jedem Menschen anders aus, weil jeder seinen eigenen, individuellen Körperbau, seine eigenen Grenzen und eine ganz unterschiedliche Befindlichkeit hat.

GUT ZU WISSEN

So wirkt Yin Yoga

- *Yin Yoga macht den Körper flexibler und beweglicher.*
- *Faszien, Muskeln, Gelenke und Knochen bleiben geschmeidig und gleitfähig.*
- *Es regt die Regeneration und den Selbstheilungsprozess an.*
- *Beim Üben lösen sich innere Blockaden.*
- *Yin Yoga löst die Verklebungen in den Faszien auf und lindert dadurch Schmerzen.*
- *Die Flexibilität der Wirbelsäule sowie des gesamten Rückens verbessert sich erheblich.*
- *Yin Yoga vitalisiert und macht „lebendig“.*
- *Es beruhigt Geist und Nerven.*
- *Es regt den Stoffwechsel an.*
- *Es reguliert den Blutdruck.*
- *Durch Yin Yoga gewinnt man eine neue Achtsamkeit sowohl für den eigenen Körper als auch für das Umfeld.*

Meridiane

Wie man aus der Traditionellen Chinesischen Medizin (TCM) weiß, werden die Organe über Leitbahnen (Meridiane) mit dem sogenannten Chi, der Lebensenergie, versorgt. Diese Bahnen laufen in feinstofflicher Form wie ein kommunikatives System auf der gleichen Ebene wie die Faszien und verbinden die Organe wie ein Netzwerk miteinander.
Auch wenn man dieser Lehre nicht uneingeschränkt folgt, sind die Forschungsergebnisse der letzten Jahre zum Bindegewebe doch sehr interessant: Die Akupunkturpunkte, die in der TCM gezielt behandelt werden, um die Meridiane positiv zu beeinflussen, treffen sich auf Faszien-Kreuzungspunkten. Diese Punkte sind mit Rezeptoren versehen und reagieren reflektorisch, also durch einen Reflex bedingt. So regen sowohl Akupunkturnadeln als auch bestimmte Yin-Haltungen die Bereiche an, in denen die Blockaden sitzen, und geben entsprechend aktivierende Reize an das Gehirn weiter.
Da die Faszien genau wie die Meridiane mit Informationen über die Nervenbahnen kommunizieren, werden sie zu Reaktionen stimuliert. Hier werden dann die Selbstheilungsprozesse angeregt, insbesondere der Yin-Meridiane, die von den Zehen aufwärts laufen und sich in Beinen und Rumpf treffen. Die Yang-Meridiane befinden sich im oberen Bereich des Körpers.
Durch das Praktizieren von Yin Yoga wird der Stoffwechsel angeregt, der Abtransport der Schlacken gefördert und eine Reinigung der Meridiane aktiviert. Dies ist auch der Grund, warum man nach einer intensiven Yin-Praxis viel Durst, gleichzeitig aber auch den Drang nach Wasserlassen verspürt.

Je nach Übung werden unterschiedliche Meridiane stimuliert:

- *Vorbeugen wirken sich durch den an der Beinrückseite und am Rücken entlanglaufenden Meridian positiv auf die Blase aus.*
- *Grätschen und Spreizen der Beine wirkt auf die Lebermeridiane.*
- *Rückbeugen beeinflussen das Chi des Magens, der Milz und der Niere.*
- *Bei Drehungen und Seitneigungen wird der Gallenblasenmeridian stimuliert.*
- *Wenn zusätzlich die Arme in den Haltungen nach oben gestreckt werden, arbeiten auch die Meridiane von Herz und Lunge aktiv mit.*

Faszienstränge // Meridiane

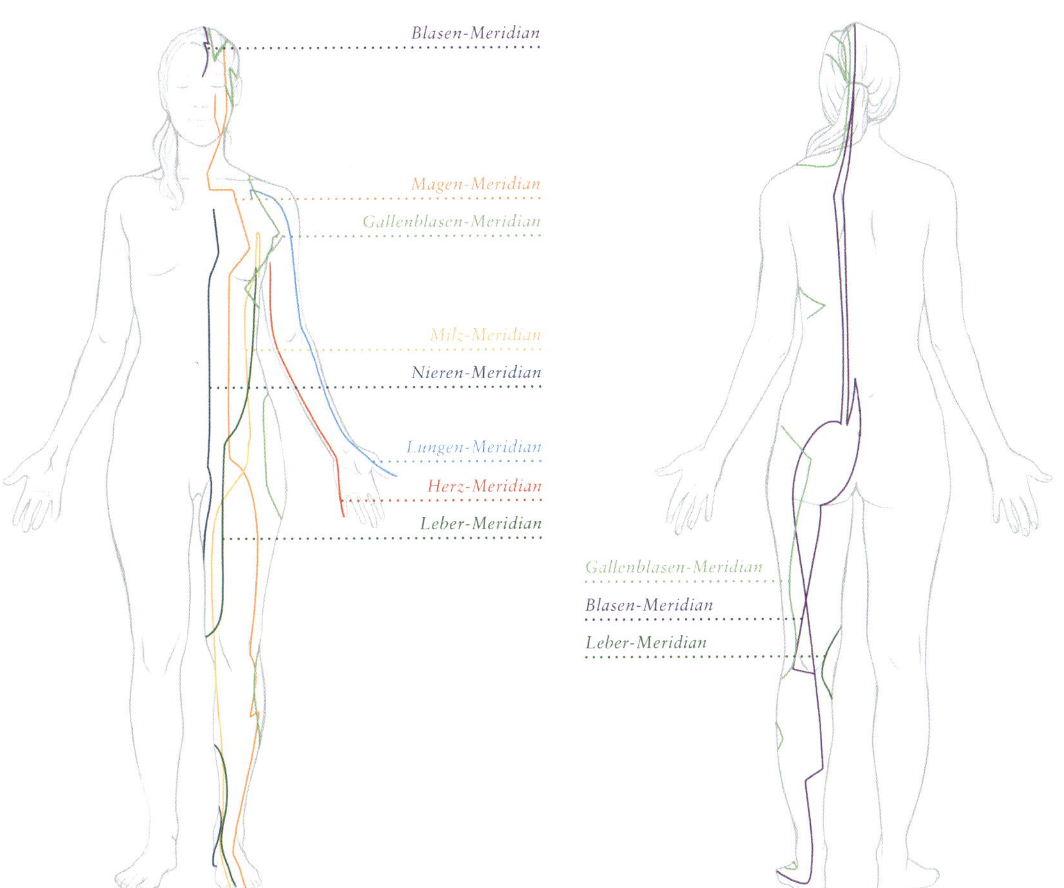

Da in diesem Buch der Fokus auf Faszien, auf Blockaden in Muskeln und im Gewebe liegt, kann das Thema Meridiane hier nur angerissen werden. Buchempfehlungen zu Yin Yoga in Kombination mit den Meridianen finden Sie im Anhang (Seite 157). Dennoch erwähne ich bei den Beschreibungen der einzelnen Asanas (ab Seite 52) für einen ersten Überblick deren Wirkung auf die Meridiane.

Die folgenden Kürzel bezeichnen jene Organe, die durch eine bestimmte Übungssequenz aktiviert werden: L-Leber, B-Blase, GB-Gallenblase, NI-Niere, MA-Magen, MI-Milz, LU-Lunge, HZ-Herz

Grundlagen des Übens

Allgemeine Prinzipien

- Yin Yoga ohne Leistungsdruck praktizieren.
- Yin und Yang Yoga nicht mischen, nur im Wechsel praktizieren.
- Am Rande der eigenen „Komfortzone“ mit einem wohligen Dehnungsschmerz üben.
- Im Dialog mit dem Körper nach und nach Spannungen loslassen.
- „Kalt“ in die Haltung gehen, also Muskeln vorher nicht aufwärmen.
- Möglichst 2- bis 3-mal pro Woche üben (davon mindestens eine lange Praxis von einer bis eineinhalb Stunden und mehrere kurze Sequenzen mit 2 bis 5 Asanas).
- Jede Haltung wird 1-mal ausgeführt.
- Jedes Asana wird circa 3 bis 5 Minuten lang gehalten.
- Der Körper kann manchmal auskühlen, da er nicht mit der gewohnten Muskelkraft arbeitet. Deshalb stets warme Kleidung und dicke Socken bereithalten und sich bei Bedarf zudecken.
- Nicht gleich die Endhaltung einnehmen, sondern sich langsam und minutenweise steigern. So erreicht man die Dehnung der Faszien am besten und verletzt sich nicht.
- Die Atmung nicht wie bei der sogenannten Ujjayi-Atmung (bei der der Atem aktiv vertieft wird) forcieren, sondern ruhig und gleichmäßig fließen lassen. Verspürt man das Bedürfnis, auch mal tiefer zu atmen, insbesondere bei den „öffnenden“ Asanas, kann man dem ruhig nachgeben.
- Alle Muskeln und Körperpartien, die als ein Festhalten der Muskulatur oder als Verspannung spürbar sind, nacheinander locker lassen, dabei mit dem Körper im Dialog bleiben.

- Das Gewebe braucht am Ende einer Haltung eine Ausgleichsübung, damit es sich wieder erholen kann (ab Seite 122). Am besten eignen sich das „Ausrollen“ (Seite 124f.) und/oder eine „Scheibenwischer“-Variante (Seite 122f., 126f. und 130f.), jeweils 1 bis 3 Atemzüge lang.
- Nach der Ausgleichshaltung ist eine Neutralisierung in ruhiger Rücken- oder Bauchlage nötig – mindestens 1 Minute lang –, damit sich die Faszien und Muskeln regenerieren und in ihre Ausgangsposition zurückziehen können.
- Die Hilfsmittelvarianten, die im Übungsteil angeleitet werden, kann man je nach Bedarf alle zusammen oder einzeln ausprobieren.
- Nach 2 bis 3 Minuten können die Hilfsmittel (Bolster, Kissen, Klotz) nacheinander abgebaut, weiter nach vorn oder zur Seite geschoben werden, wenn man tiefer in die Haltung gehen möchte.
- Bei Vorbeugen mit Bolster unter dem Bauch oder Brustraum wird der Kopf meistens seitlich abgelegt. Während der Übung sollte er 1- bis 3-mal die Richtung wechseln.
- Bei den Vorbeugen sind der Rücken und die Wirbelsäule nicht gerade, sondern so rund wie möglich zu halten, damit die Faszien um die Bandscheiben herum und in den Zwischenräumen gut gedehnt werden und sich die Organe zusammenziehen. Es empfiehlt sich deshalb, nicht zu tief einzusinken.
- Bei den Rückbeugen ist ein Augenkissen sehr hilfreich, denn so entspannt sich auch der Geist.
- Nach einer Seitneigung oder Drehung stets die Seiten vergleichen und nachspüren, was sich auf der geübten Seite verändert hat. Das schult die Wahrnehmung.
- Am Ende einer Haltung den Atem vertiefen und langsam, behutsam und sehr vorsichtig aus der Übung herauskommen: Erst den Kopf, dann die Arme und zuletzt die Beine heranziehen und „Ausrollen“ (siehe Seite 124f.), danach in eine neutrale Stellung bringen.
  Achtung: Es kann ein bisschen wehtun, wenn man die Haltung verlässt. Das zeigt lediglich, dass sich Blockaden lösen und das Gewebe arbeitet. Der Schmerz nimmt in der Ausgleichshaltung schnell wieder ab.

Übungssequenzen planen

Da die Übungen in die Bewegungsrichtungen „Vorbeugen“, „Rückbeugen“, „Seitneigungen“ und „Drehungen“ aufgeteilt sind, ist das Praktizieren mit diesem Buch auch unabhängig von den ab Seite 144 vorgestellten Übungssequenzen sehr einfach.

Wenn man sich nicht auf einen bestimmten Bereich des Körpers konzentrieren möchte, empfiehlt sich ein ganzheitliches Üben, indem alle vier Bewegungsrichtungen gleichermaßen angesprochen werden.

Am besten üben Sie je nach Bedarf und Zeit ein bis drei Asanas pro Bewegungsrichtung. Damit können Sie nach Belieben Sequenzen immer wieder neu zusammenstellen. So gestalten Sie eine ausgewogene und effektive Übungspraxis.

Zwischendurch kann man ruhig mal nur ein bis zwei Asanas in den Alltag einbauen, um der täglichen „Dehnsucht“ gerecht zu werden und das Wohlbefinden zu maximieren.

Vier einfache Asanas, die nur einseitig geübt werden, dauern etwa 20 Minuten (reine Übungszeit). Da bei Drehungen und Seitneigungen aber ein Seitenwechsel nötig ist, kommen mindestens weitere zehn Minuten hinzu. Weil jeder Haltung das „Ausrollen“ (Seite 124f.) und eine Ausgleichsübung (Seite 122) folgen, sollten hierfür einschließlich der Endentspannung mindestens weitere 10 bis 15 Minuten eingeplant werden. Und das Auswechseln der Hilfsmittel nimmt zusätzlich etwas Zeit in Anspruch. So kommt man insgesamt auf eine ungefähre Übungszeit von 50 bis 55 Minuten, je nach Aufwand der einzelnen Übungen.

Ab Seite 144 habe ich für jede Übungssequenz die reine Übungszeit inklusive Ausgleichsübung festgehalten. Das „Ausrollen“ und das Aufnehmen und Weglegen der Hilfsmittel sind noch nicht eingerechnet.

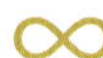

Damit Sie nicht immer auf die Uhr schauen müssen und trotzdem die erforderliche Zeit pro Asana von 3 bis 5 Minuten einhalten, bietet es sich an, mit einem Wecker oder Timer (mit angenehmem Ton) zu üben.

Warum Hilfsmittel?

Oft werde ich gefragt, warum auch bewegliche Menschen von einem Einsatz der Hilfsmittel profitieren. Hier ist entscheidend, sich zunächst von dem Leistungsgedanken, immer alles perfekt und sofort meistern zu können, zu befreien. Denn nicht jede Haltung ist für jeden gleich gut und komfortabel, egal, wie beweglich man grundsätzlich auch sein mag. Manchen Menschen liegt die Vorbeuge und manchen die Rückbeuge mehr, andere lieben die Seitneigung und wieder andere verdrehen sich besonders gerne.
Häufig ist es übrigens so, dass die Übungen, die uns besonders herausfordern, genau jene sind, die wir am dringendsten brauchen.

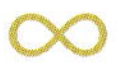

Dazu kommt, dass die intensive Dehnung der Faszien durch eine Polsterung nach oben oder zur Seite stärker forciert wird. Das Bindegewebe wird mithilfe des Hochschiebens durch Bolster und Klotz viel besser erreicht als ohne Hilfestellung. Das trifft besonders bei den Rückbeugen und solchen Übungen zu, die der Dehnung des Brustkorbs dienen.
Auf jeden Fall sollten Sie zumindest einmal ausprobieren, was für Sie beim Üben den Unterschied ausmacht und angenehm ist.
Außerdem dienen die Hilfsmittel der passiven Dehnung und bringen den Körper in eine tiefere Entspannung, sodass die Muskeln auch wirklich loslassen können. Wenn man in einer Vorbeuge den Kopf oder die Stirn auf einem Bolster oder einem Kissen ablegt, entspannt sich das ganze Nervensystem, und die Muskeln lassen schneller locker. Hält man dagegen den Kopf mit verspanntem Nacken 5 Minuten in der Luft, erreicht man eher das Gegenteil.

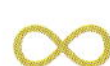

In manchen Übungen ist es hilfreich, mit einem Hilfsmittel zu beginnen und es in den letzten 1 bis 2 Minuten zu entfernen (oder, falls Sie mehrere Hilfsmittel einsetzen, diese zu reduzieren). Dadurch werden zum einen mehr und zum anderen tiefere Schichten im Gewebe erreicht.

Die körperliche Reaktion auf die einzelnen Haltungen ist sehr individuell. Die tägliche Befindlichkeit und damit einhergehend die Verträglichkeit der Haltungen ändert sich je nach körperlicher Verfassung, Stimmung, Monatszyklus und sogar mit den Jahreszeiten. Dementsprechend kann es sein, dass man eine Übung an einem Tag mit weniger Hilfsmitteln ausführt, während man an einem anderen Tag das Bedürfnis verspürt, dieselbe Übung durch ein zusätzliches Hilfsmittel zu unterstützen. Eine regelmäßige Übungspraxis verhilft zum richtigen und sicheren Umgang und Einsatz der Hilfsmittel. Man wird achtsamer und weiß bald schon genau, welches Hilfsmittel man braucht, wie man es am besten einsetzt und welches man auch mal weglassen kann. Ein unbefangener Umgang mit den Hilfsmitteln kommt allerdings erst, wenn man deren Einsatz einige Male ausprobiert hat.

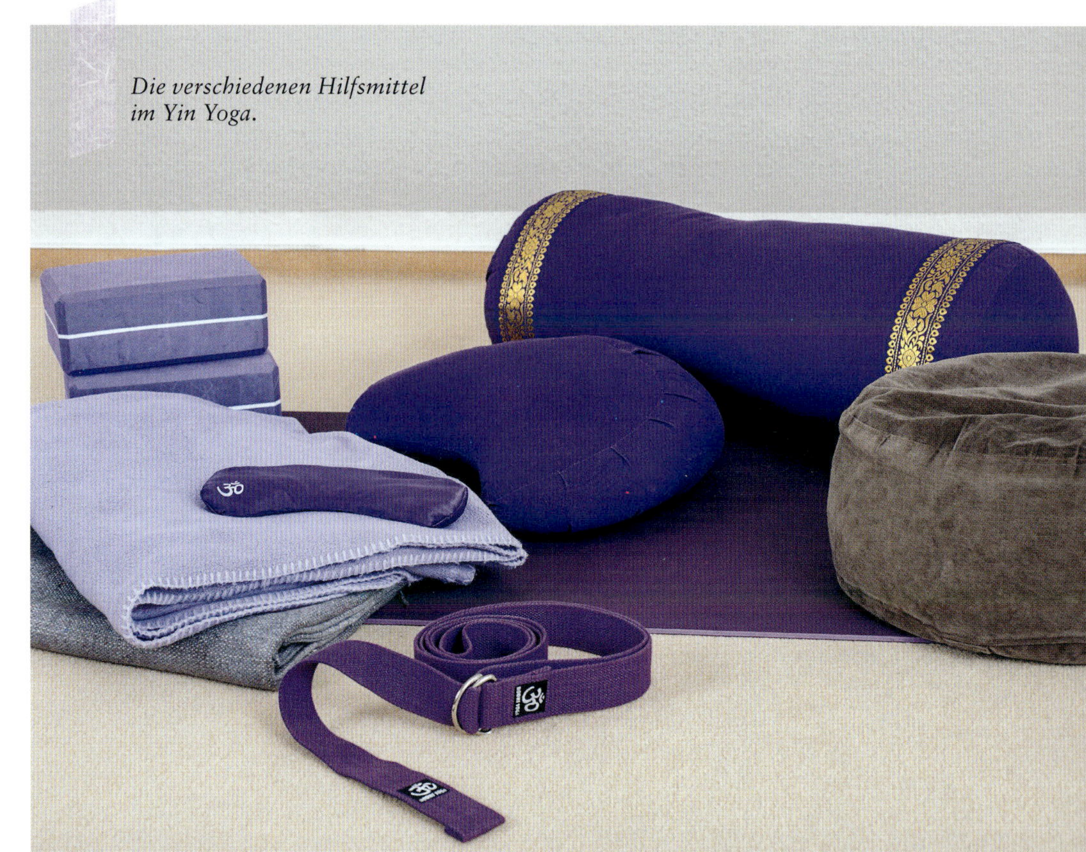

Die verschiedenen Hilfsmittel im Yin Yoga.

Hilfsmittel im Yin Yoga ***… und wofür sie eingesetzt werden***	***Alternativen zum Einstieg***
Feste, gewebte Baumwoll- oder Leinendecke: *zum Sitzen (wie einen Keil unter dem Gesäß bei Vorbeugen einsetzen) oder zum Unterpolstern (feste Decken eignen sich besser, weil man nicht einsinkt)*	*mehrere dünne Decken*
Eine warme, weiche Decke: *zum Zudecken oder Unterlegen, zum Polstern, zum „Hohlkreuzlücken"-Füllen*	*mehrere dünne Decken*
Ein bis zwei feste Kissen ohne Daunen, *zum Beispiel Zafu/Mondkissen (circa 38 x 10 cm oder 45 x 15 cm), Meditationskissen mit Dinkel oder Kapok gefüllt (circa 28 x 17 cm): um den Kopf in Vorbeugen stabil zu halten, zum Polstern bei Schulterbeschwerden, zum Höhersitzen, „Hochschieben", Abstützen/Ablegen der Arme in Seitneigungen*	*feste Sofa- oder Kopfkissen*
Mindestens einen Yogablock/-klotz *(circa 22 x 11 x 7 cm oder 23 x 15 x 7,5 cm): zum Unterstützen und „Hochschieben" zum Beispiel des Beckens oder des Schambeins, zum Halten der Knie und Abstützen des Kopfes, zum Sitzen*	*dickes, stabiles Buch*
Bolster/Yogarolle *(circa 65 x 23 x 23 cm), mit Kapok oder Dinkel gefüllt: zum „Hochpolstern" beim Ablegen in Vor- und Rückbeugen, zur Unterstützung des Kopfes vor allem bei verspanntem Nacken, zum Abstützen/Ablegen des Kopfes oder der Arme in Seitneigungen (ist in vielen Asanas unentbehrlich)*	*dicke, stabile Polster, Rollen oder Sofakissen*
Einen verstellbarer Yogagurt *(circa 2,5 m): als „Verlängerung" der Arme, zur Unterstützung des Kopfes und/oder der Beine in den Asanas „Hängematte" und „liegende Libelle"*	*Tuch, Gürtel oder langer Schal*
Augenkissen, *gegebenenfalls mit Lavendel gefüllt: beruhigt in allen Rückbeugen und liegenden Positionen und Savasana den Geist und bringt noch mehr Ruhe in die Haltung*	*Dinkelkissen oder Schal*

(Bezugsadressen siehe Seite 157)

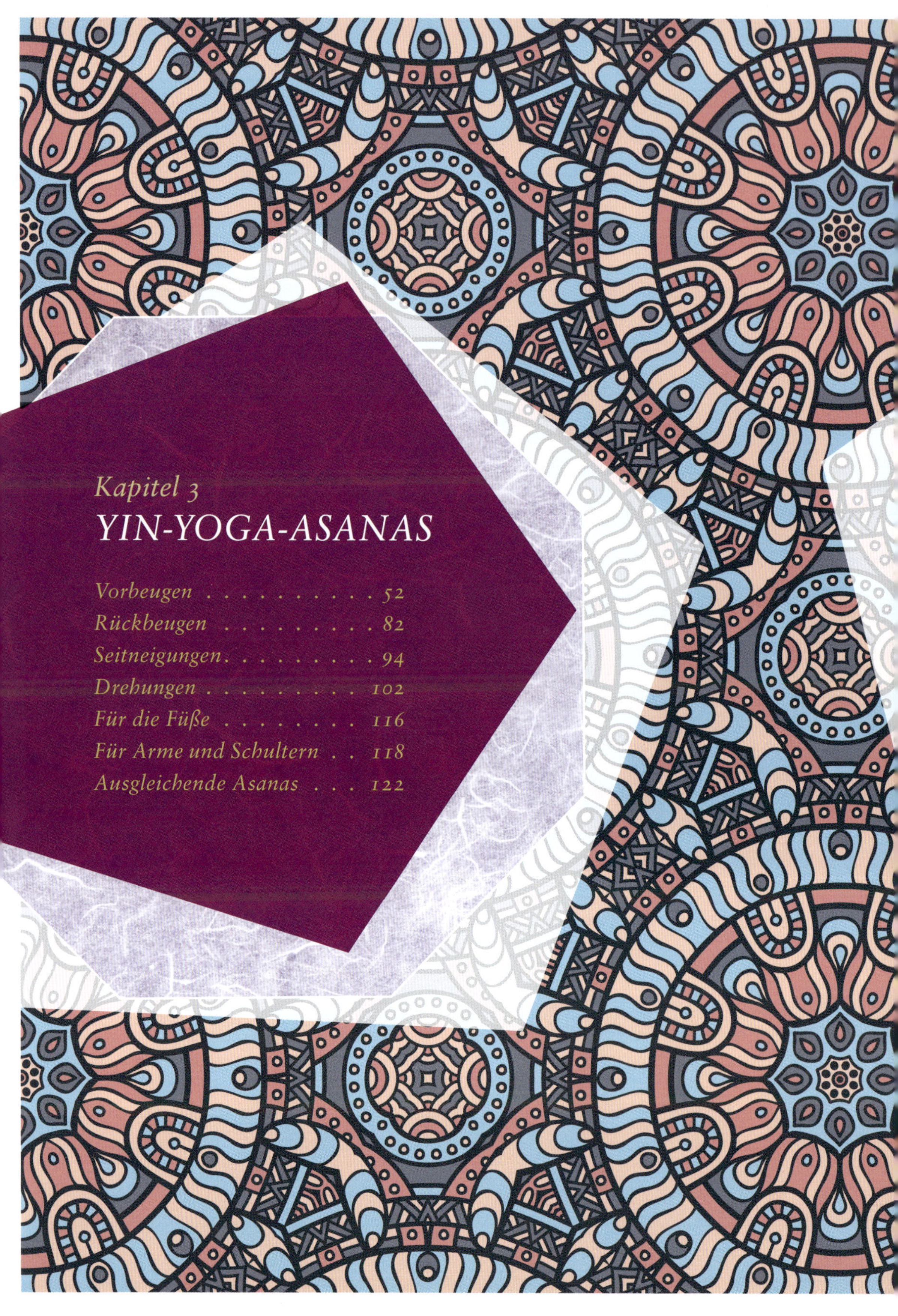

Kapitel 3

YIN-YOGA-ASANAS

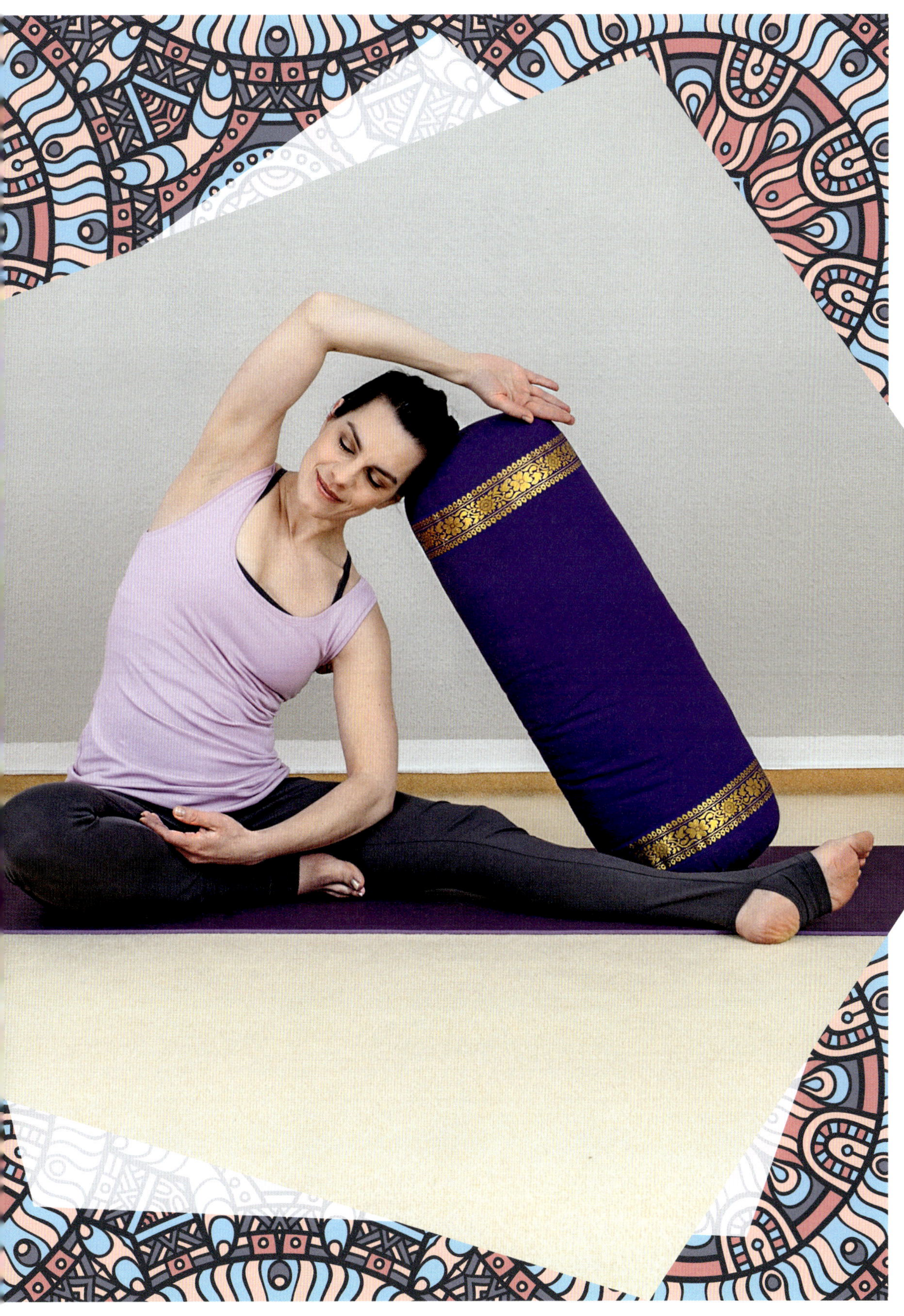

A Raupe · Klassische Vorbeuge

Meridian B

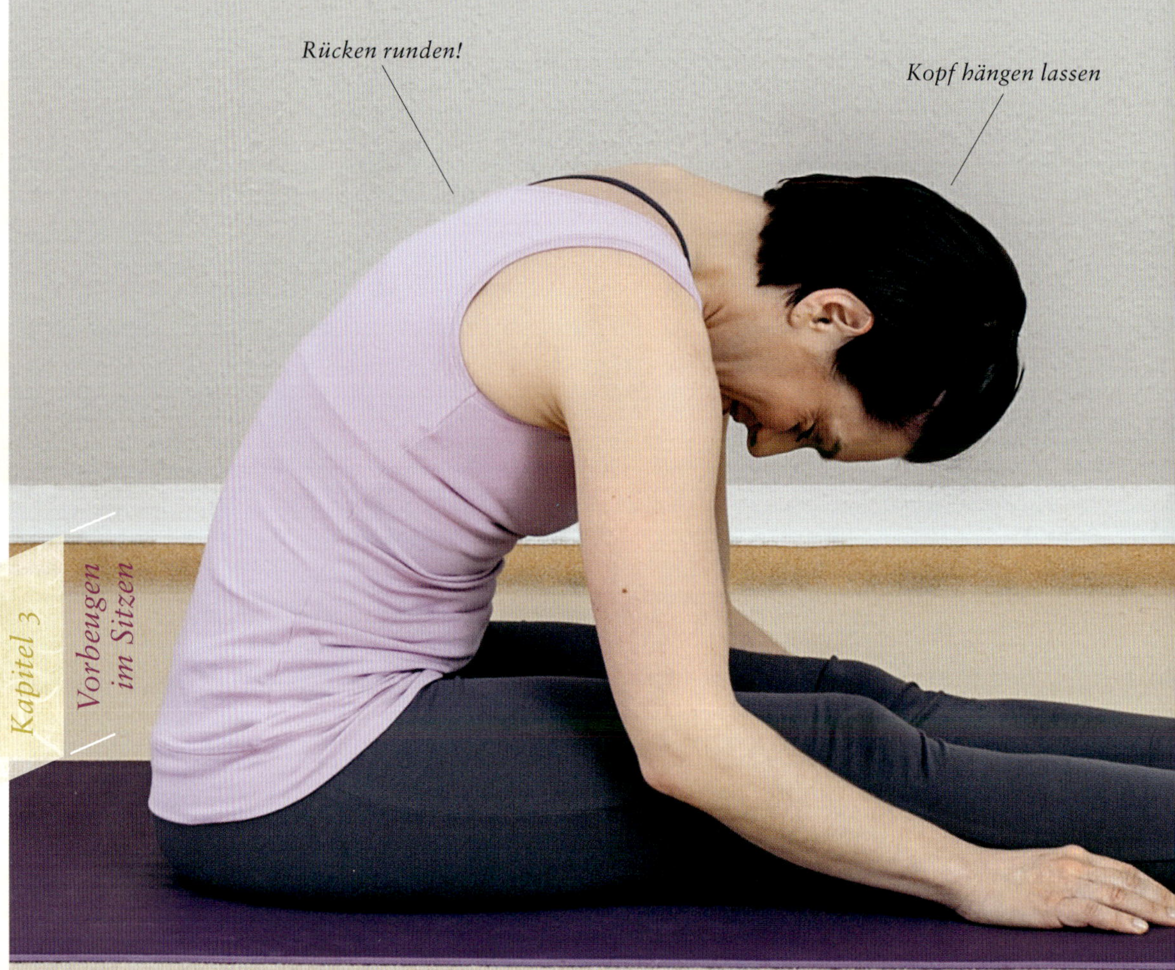

HILFSMITTEL

Bolster,
ein bis zwei
dicke Kissen,
gefaltete Decke

WIRKUNG

* dehnt die gesamte Rückenlinie mit großer Rückenfaszie und die Beinrückseiten

A Raupe · Klassische Vorbeuge

- Beine lang ausstrecken, Oberkörper ist aufgerichtet
- Beine gegebenenfalls etwas öffnen und eine gefaltete Decke unter das Gesäß legen, wenn die Hüfte sich nicht kippen lässt
- Oberkörper langsam runden und nach vorne beugen, dabei entspannt einsinken
- Kopf hängen lassen
- Füße locker nach außen fallen lassen
- Beine, Füße, Kopf, Schultern, Ellenbogen, Hände und Kiefer entspannen

B Falsche Kopf- und Rückenhaltung

- Kopf ist zu stark gehalten und überstreckt.
- Rücken runden!

C Variante mit Hilfsmittel

- Bolster diagonal unter die Stirn stellen

D Variante mit Hilfsmitteln

- Bolster der Länge nach hinlegen, ein bis zwei Kissen darauflegen und die Stirn ablegen

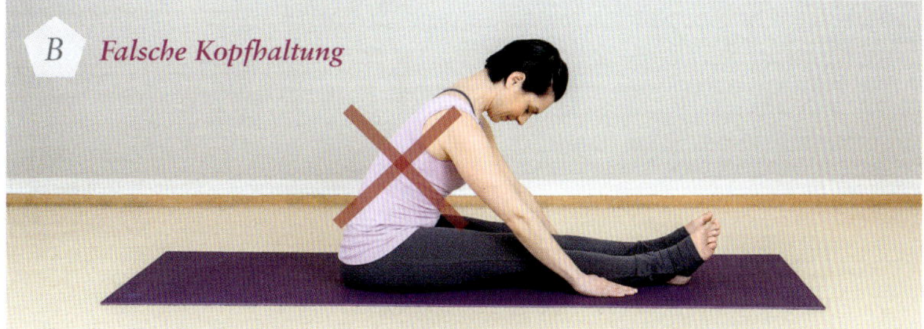
B Falsche Kopfhaltung

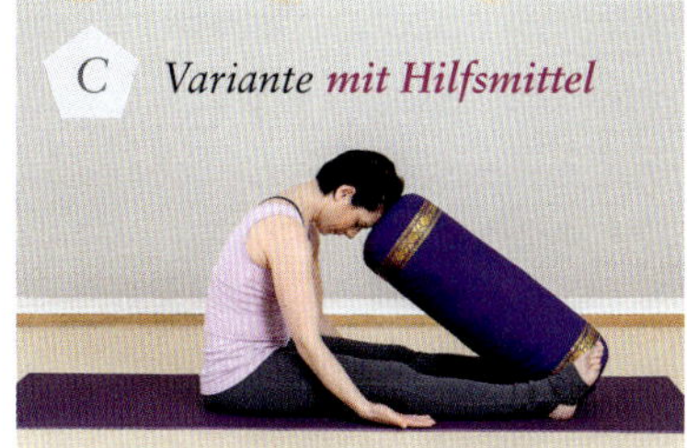
C Variante mit Hilfsmittel

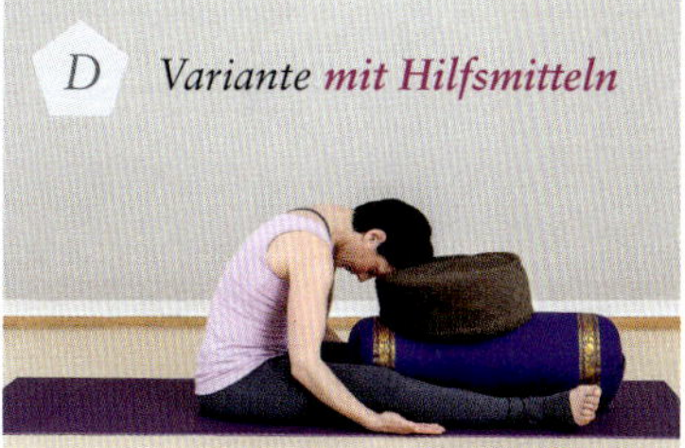
D Variante mit Hilfsmitteln

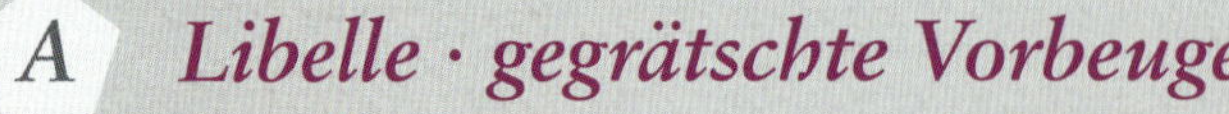

A Libelle · gegrätschte Vorbeuge

Meridiane B, L, NI

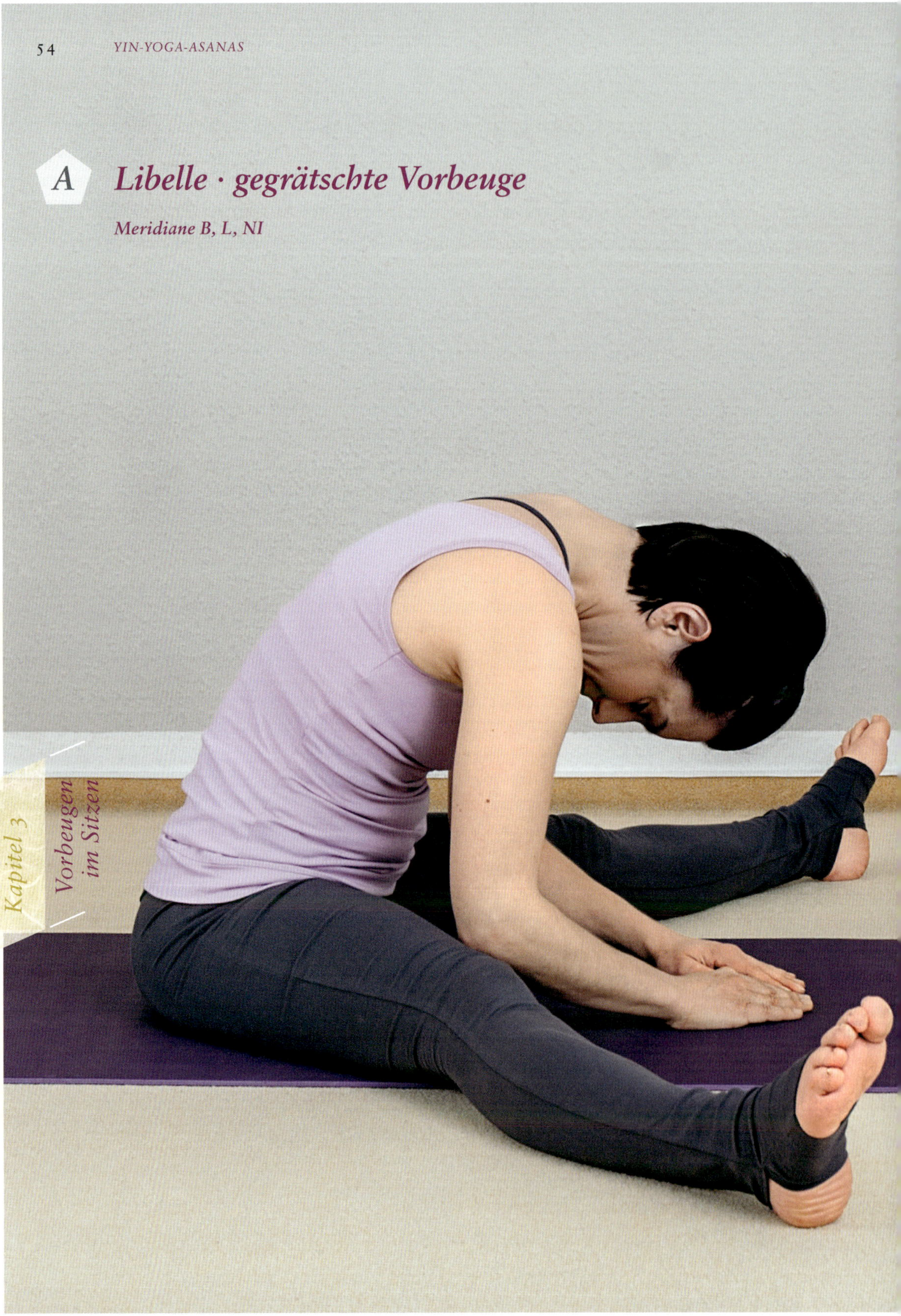

FASZIENSTRÄNGE

HILFSMITTEL

*Bolster,
ein bis zwei
dicke Kissen,
gefaltete Decke*

WIRKUNG

* *dehnt die gesamte Rückenlinie mit großer Rückenfaszie sowie die Beinrück- und -innenseiten*

A Libelle · gegrätschte Vorbeuge

- *Beine grätschen, Oberkörper ist aufgerichtet*
- *gegebenenfalls kleine Kissen oder eine Decke unter die Knie und/ oder unter das Gesäß legen*
- *Oberkörper langsam runden und nach vorne beugen, dabei entspannt einsinken*
- *Kopf hängen lassen*
- *Füße locker nach innen oder außen fallen lassen*
- *Beine und Hüfte locker lassen*
- *Kopf, Schultern, Ellenbogen, Hände und Kiefer entspannen*

B *Variante* ***mit Hilfsmittel***

- *Bolster diagonal unter die Stirn stellen*

C *Variante* ***mit Hilfsmitteln***

- *Bolster der Länge nach hinlegen, ein bis zwei Kissen darauflegen und die Stirn ablegen*

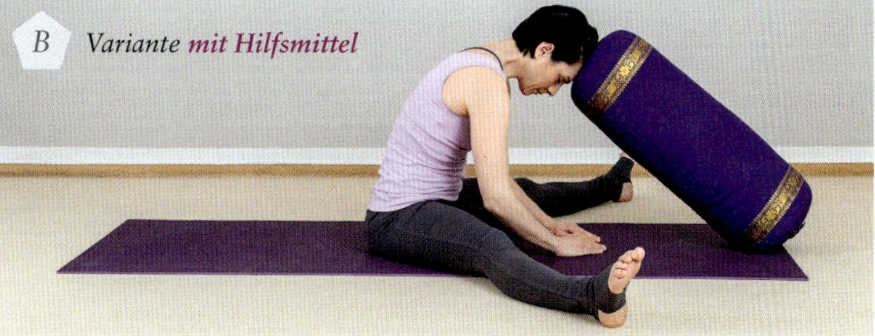

B *Variante* ***mit Hilfsmittel***

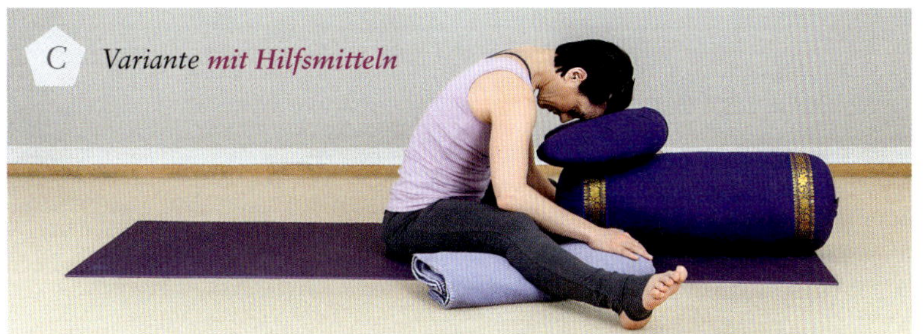

C *Variante* ***mit Hilfsmitteln***

A Schmetterling mit Vorbeuge

Meridiane B, L, NI

- *Füße leicht an den Körper heranziehen, Fußsohlen berühren sich, Knie fallen locker nach außen, gut gefaltete feste Decke unter das Gesäß legen*
- *Oberkörper ist aufgerichtet*
- *Oberkörper langsam runden und nach vorne beugen, dabei entspannt einsinken*
- *Kopf hängen lassen*
- *Hüfte, Oberschenkel, Kopf, Schultern, Ellenbogen, Hände und Kiefer entspannen*

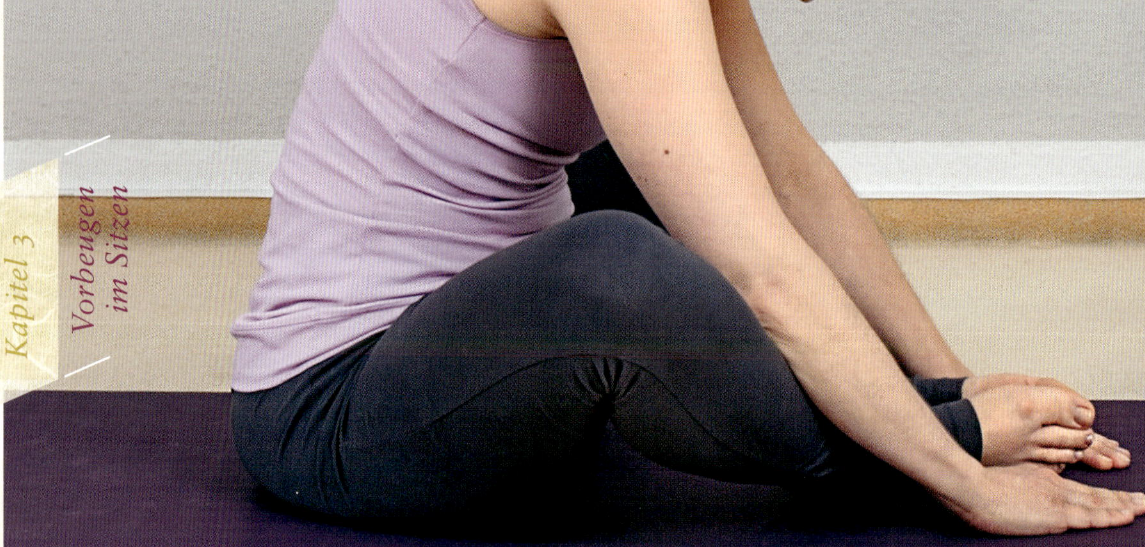

HILFSMITTEL

Bolster,
(feste) Kissen, Klötze,
gefaltete Decke

WIRKUNG

* dehnt die gesamte Rückenlinie mit großer Rückenfaszie sowie die Beinrück- und -innenseiten
* entspannt und öffnet die Hüfte

B Variante **Schmetterling mit Hilfsmitteln**

- Bolster diagonal unter die Stirn stellen
- Kissen oder Klötze unter die Knie legen

C Variante **Halber Schmetterling**

- Ein Bein anwinkeln, anderes Bein in einer leichten Grätsche locker ausstrecken
- Oberkörper ist aufgerichtet
- Oberkörper langsam runden und nach vorne über das ausgestreckte Bein beugen, dabei entspannt einsinken
- Kopf hängen lassen
- Hüfte, Oberschenkel, Kopf, Schultern, Ellenbogen, Hände und Kiefer entspannen
- Seite wechseln

D Variante **Halber Schmetterling mit Hilfsmitteln**

- Bolster diagonal unter die Stirn stellen

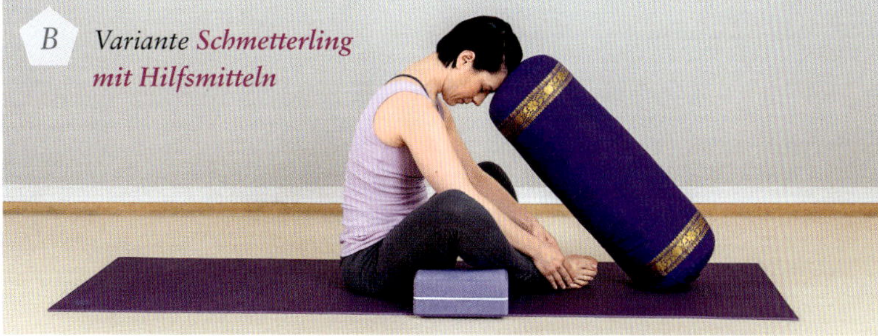

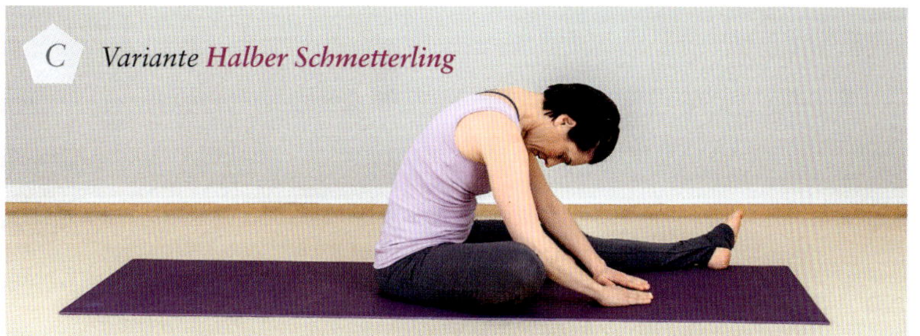

A *Schildkröte*

Meridiane B, L, NI

Kapitel 3
Vorbeugen im Sitzen

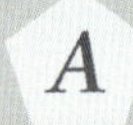

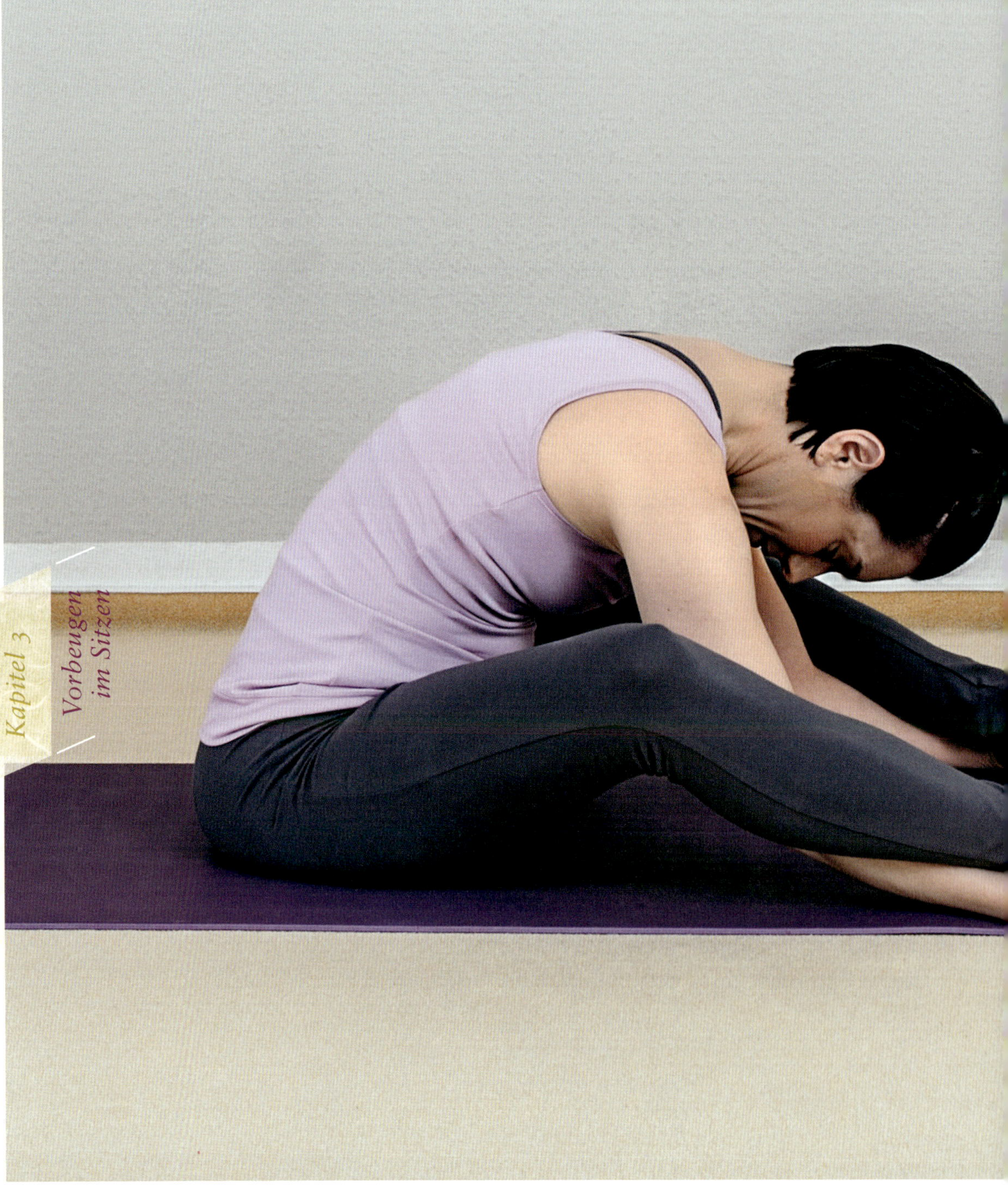

FASZIENSTRÄNGE

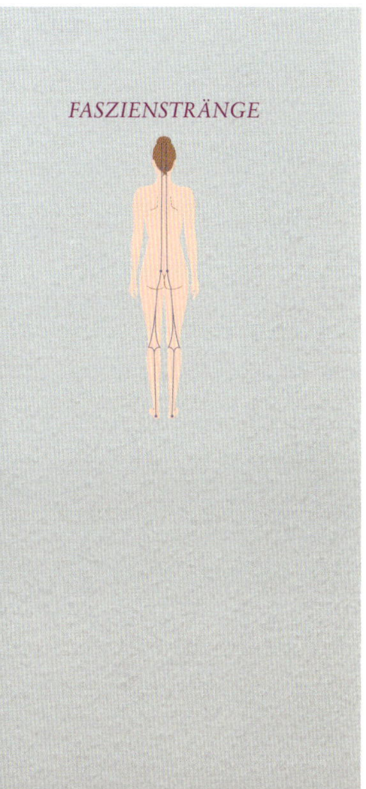

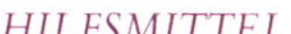

HILFSMITTEL

Bolster und ein bis zwei dicke Kissen

WIRKUNG

- *dehnt die gesamte Rückenlinie mit großer Rückenfaszie und die Beininnenseiten*
- *entspannt und öffnet die Hüfte*

A Schildkröte

- *Mit leicht gegrätschten, aufgestellten Beinen aufgerichtet sitzen*
- *Arme von innen unter die Knie schieben und Beine langsam nach vorne rutschen lassen*
- *Oberkörper langsam runden und nach vorne beugen, dabei entspannt einsinken*
- *Kopf hängen lassen*
- *Handflächen liegen geöffnet nach oben oder die Fußgelenke fassen und dort ablegen, wo sie hinkommen*
- *Hüfte, Oberschenkel, Kopf, Schultern, Ellenbogen, Hände und Kiefer entspannen*

B Variante Schildkröte mit Hilfsmitteln

- *Bolster und Kissen vor den Körper legen und so hoch stapeln, dass sich die Stirn ablegen lässt*

C Variante Kutscher

- *Mit gegrätschten, aufgestellten Beinen aufgerichtet sitzen*
- *Oberkörper leicht runden, die Oberarme an der Beininnenseite und die Hände an der Außenseite ablegen*
- *Arme und Kopf hängen lassen*
- *Hüfte, Oberschenkel, Kopf, Schultern, Ellenbogen, Hände und Kiefer entspannen*

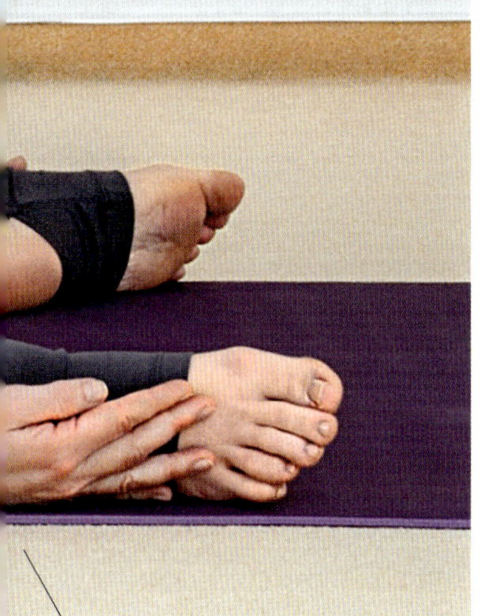

Hände dort ablegen, wo sie hinkommen

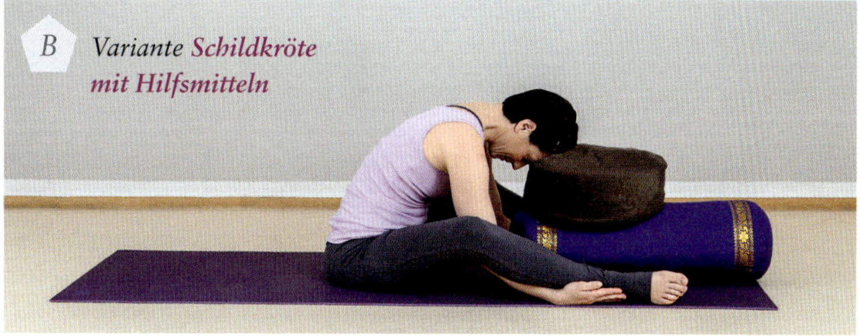

B Variante Schildkröte mit Hilfsmitteln

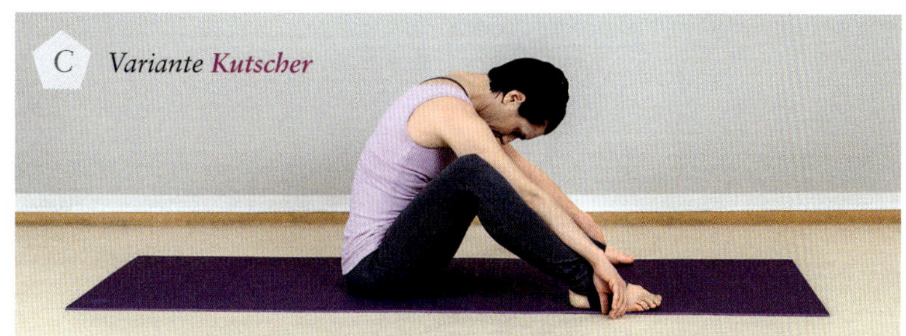

C Variante Kutscher

A Schnürsenkel mit Vorbeuge

Meridiane GB, B

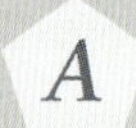

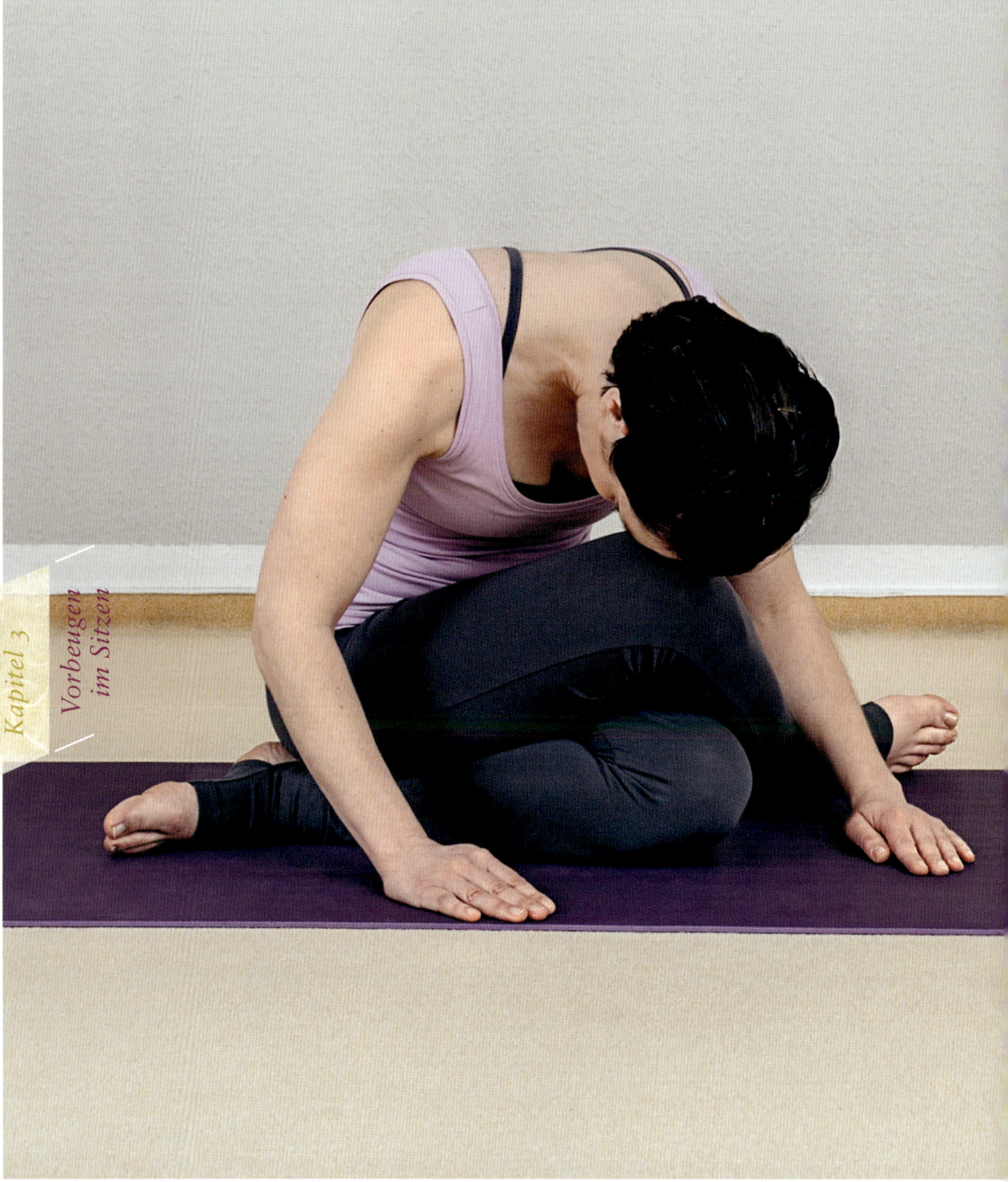

HILFSMITTEL

Klotz, Kissen oder Bolster als Sitzkissen, weitere Kissen und Bolster

WIRKUNG

- *dehnt das Gesäß, entlastet und öffnet die Hüfte*
- *dehnt die gesamte Rückenlinie mit großer Rückenfaszie*

A Schnürsenkel mit Vorbeuge

- *Vom Vierfüßlerstand aus rechtes Bein vor das linke kreuzen, Füße weit auseinanderlegen, sodass man sich dazwischensetzen kann*
- *mit dem Gesäß nach hinten zwischen die Füße setzen*
- *Oberkörper langsam runden und nach vorne beugen, dabei entspannt einsinken*
- *Kopf hängen lassen*
- *Hüfte, Oberschenkel, Kopf, Schultern, Ellenbogen, Hände und Kiefer entspannen*
- *Seite wechseln*

B Variante **mit Hilfsmitteln**

- *Klotz, Kissen oder Bolster unter das Gesäß legen*
- *Bolster und/oder Kissen vor den Körper legen und so hoch stapeln, dass Sie die Stirn ablegen können*
- *bei Bedarf auch Knie und Beine unterpolstern*

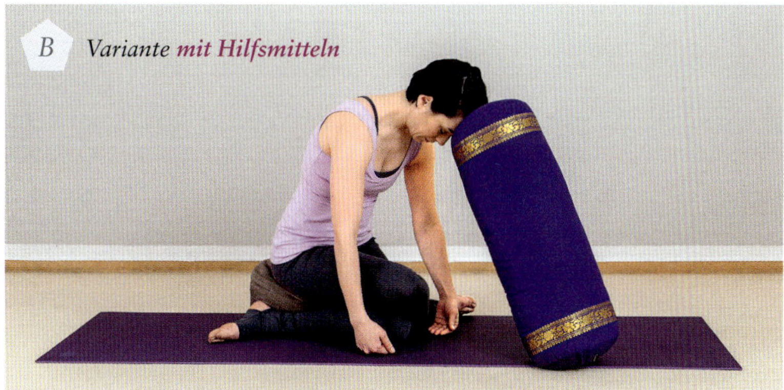

A *Frosch*

Meridiane L, NI, MI, MA

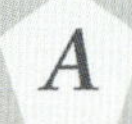

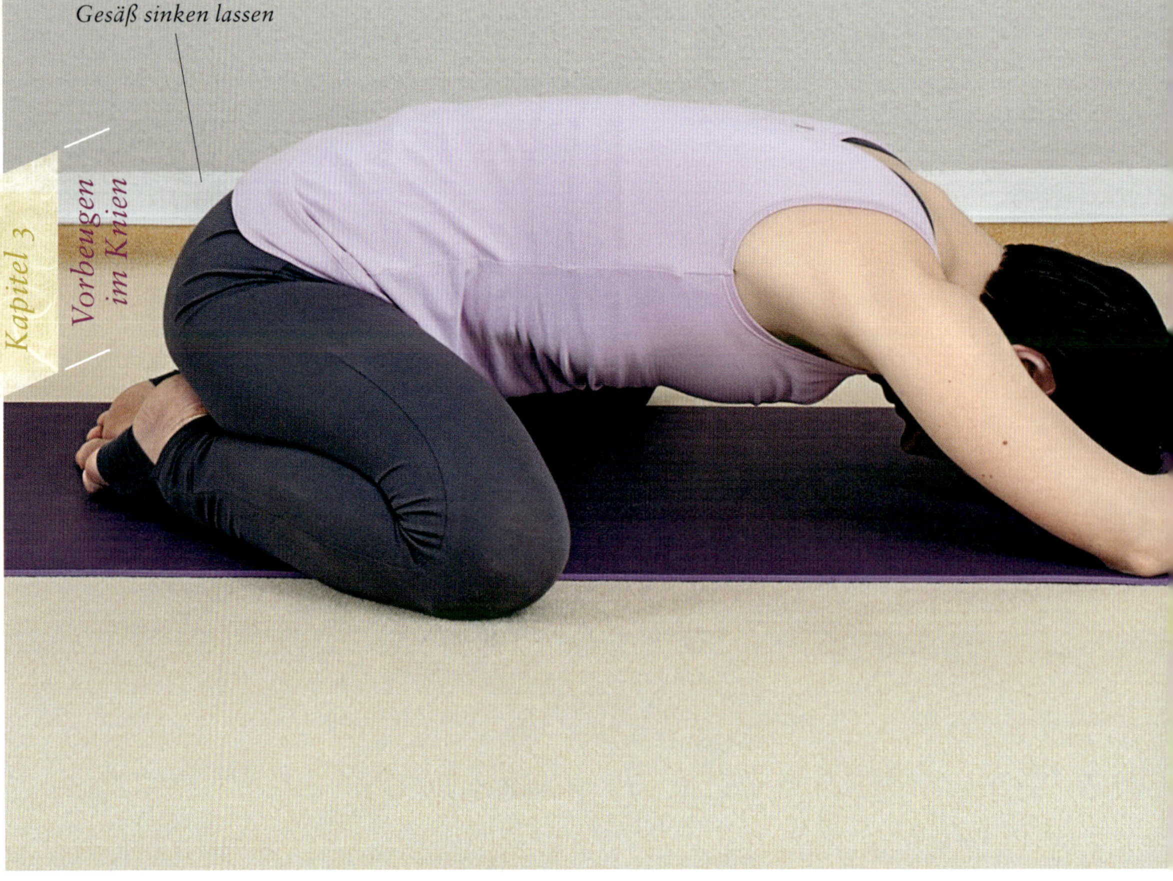

Gesäß sinken lassen

HILFSMITTEL

Klotz oder Kissen als Sitzkissen, Bolster und eventuell weiterer Klotz

WIRKUNG

- *dehnt das Gesäß und die Oberschenkelinnenseiten, entlastet und öffnet die Hüfte, entlastet die Leisten*
- *dehnt und entspannt den unteren Rücken*

A Frosch

- *Fersensitz einnehmen und auf den Füßen sitzend die Knie öffnen (Zehen sind entspannt)*
- *Oberkörper langsam runden und nach vorne beugen, dabei entspannt einsinken*
- *Arme ausstrecken*
- *Stirn ablegen*
- *Hüfte, Oberschenkel, Kopf, Schultern, Ellenbogen, Hände und Kiefer entspannen*
- *gegebenenfalls Füße nach außen neben das Gesäß bringen und das Gewicht vom Gesäß mit der Schwerkraft weiter einsinken lassen*

B Variante **mit Hilfsmitteln**

- *Klotz oder Kissen unter das Gesäß oder Schambein legen*
- *Bolster längs unter den Bauch oder Brustraum legen, eventuell Klotz unter das vordere Ende schieben, damit man das Bolster mit den Armen umschlingen kann*

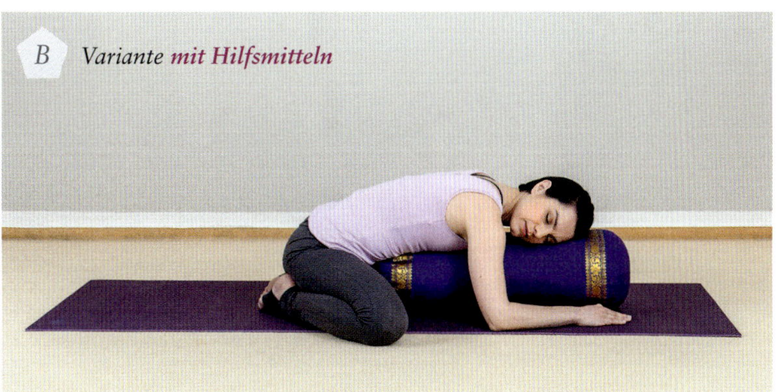

A Liegender Schwan

Meridiane L, NI, MI, MA, GB

1

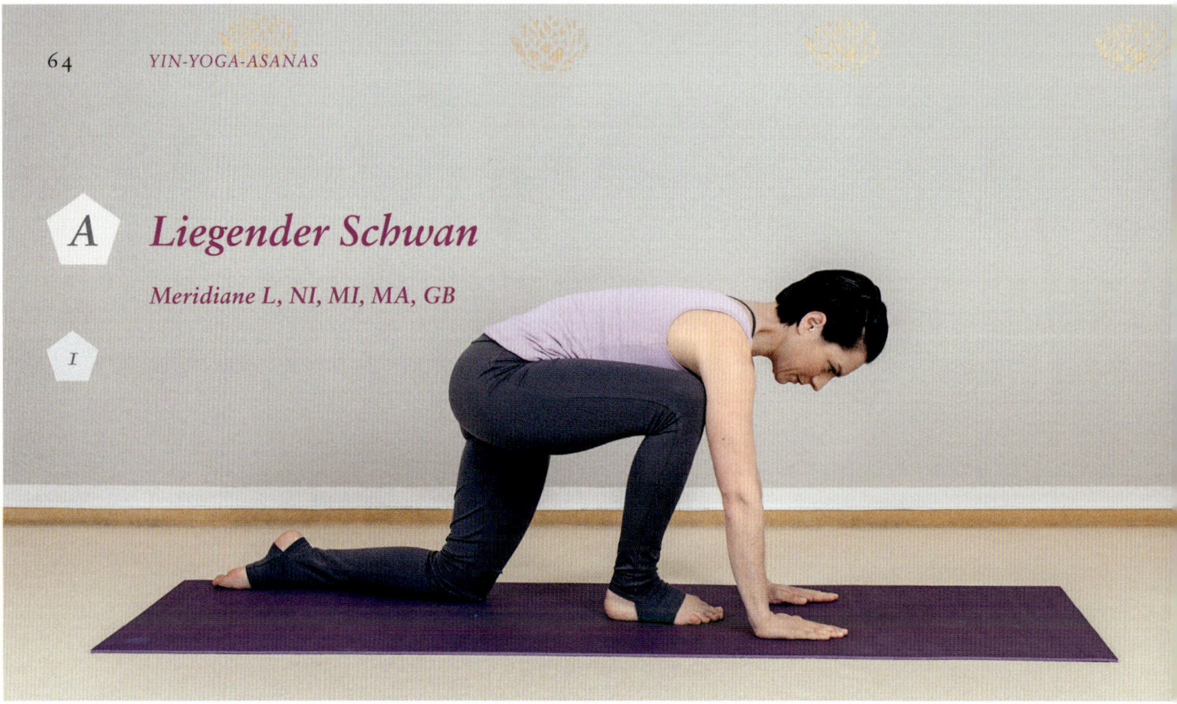

2

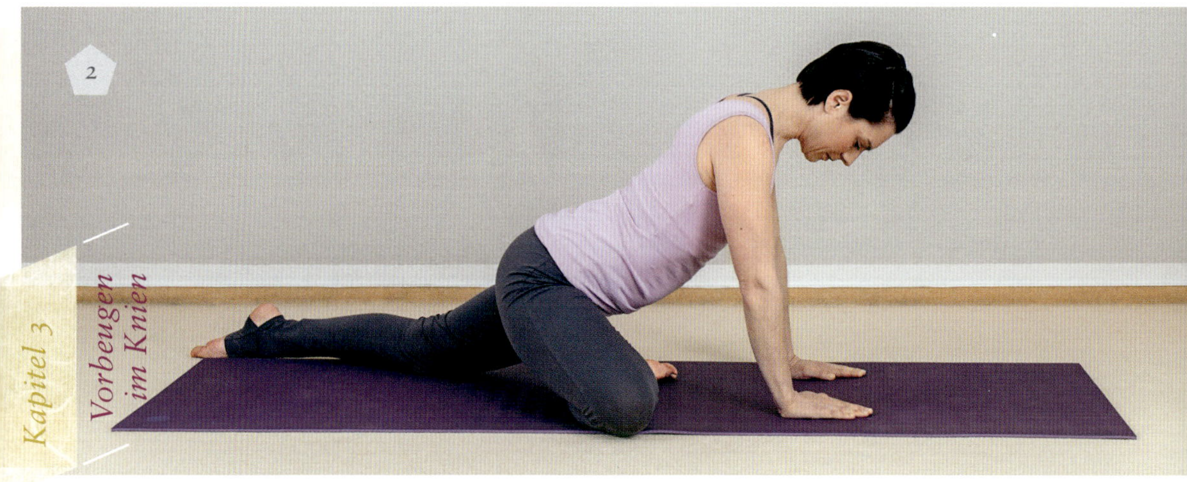

3

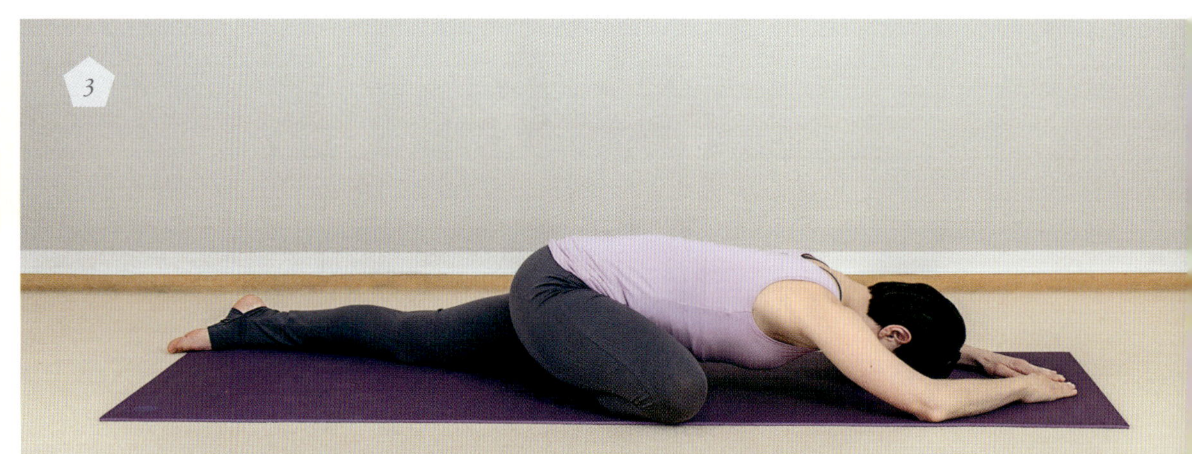

FASZIENSTRÄNGE

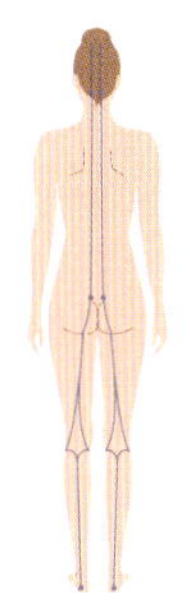

HILFSMITTEL

Klotz, Kissen, Bolster; gefaltete Decke, festes Kissen

WIRKUNG

* *dehnt das Gesäß und die Beininnenseiten*
* *entlastet und öffnet die Hüfte*
* *entspannt den unteren Rücken und das Iliosakralgelenk*

A Liegender Schwan

- *Vierfüßlerstand einnehmen und mit dem rechten Fuß nach vorne einen großen Ausfallschritt machen (1)*
- *rechtes Knie zur Seite absenken und linkes Bein nach hinten rutschen lassen (2)*
- *rechter Fuß bleibt so weit vorne wie möglich, rutscht maximal unter das Schambein (ideal wäre der Fuß zwischen Bauchnabel und Schambein)*
- *Knie weit nach außen legen und Oberkörper langsam absenken*
- *Arme lang ausstrecken oder mit Unterarmen abstützen (3)*
- *Hüfte, Beine, Gesäß, Oberkörper und Arme entspannen*
- *Seite wechseln*

B Variante mit Hilfsmitteln

- *Klotz oder Kissen unter die ausgestreckte Hüfte legen, damit man nicht zur Seite absinkt*

C Variante mit Hilfsmitteln

- *Bolster längs unter Bauch und Brustraum legen und Oberkörper sanft ablegen, Arme seitlich oder nach vorne ausstrecken, eventuell Klotz unter das vordere Ende des Bolsters legen, damit man es mit den Armen umschlingen kann*

D Variante mit weiteren Hilfsmitteln

- *gefaltete Decke oder Kissen unter das ausgestreckte Bein legen*
- *festes Kissen unter das Schambein legen, stützt den angewinkelten Fuß, damit er nicht wegrutscht*

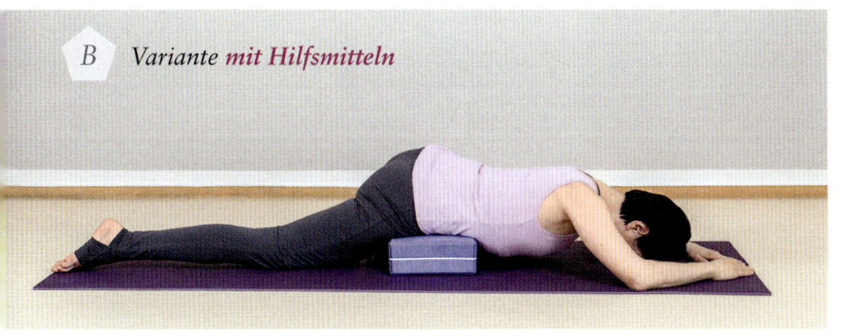

B Variante mit Hilfsmitteln

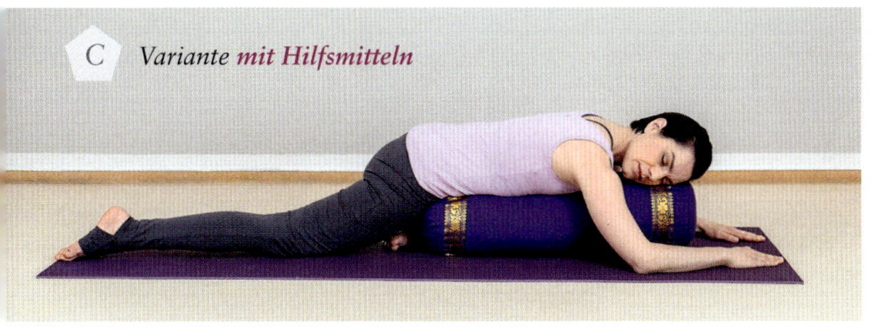

C Variante mit Hilfsmitteln

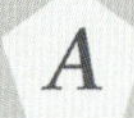

A Kindshaltung

Meridian B

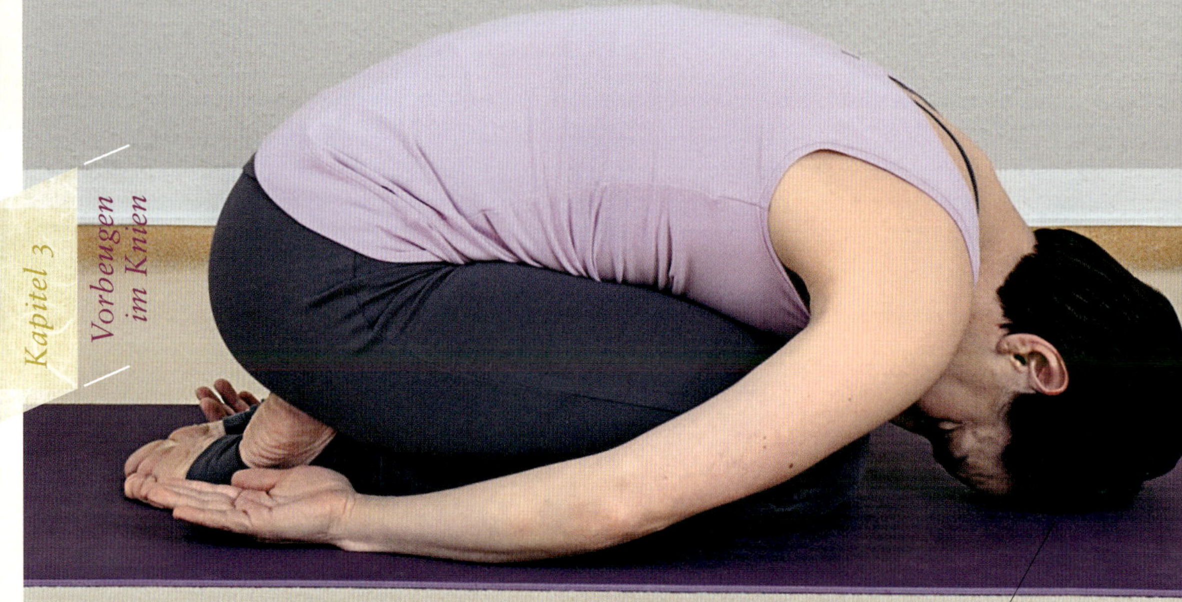

Stirn ablegen

FASZIENSTRÄNGE

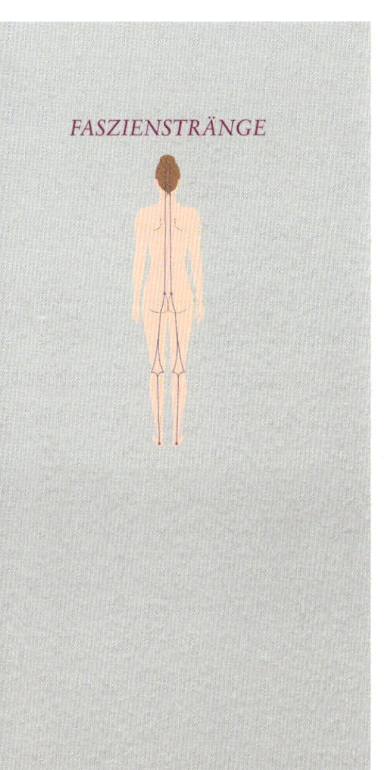

HILFSMITTEL

Klotz, Kissen, Bolster, gefaltete Decke

WIRKUNG

- *dehnt die Rückenlinie mit großer Rückenfaszie und Nacken*
- *entspannt Schultern und Kopf*
- *dehnt die Fußfaszie am Fußrücken und entlastet die Gelenke*

A Kindshaltung

- *Vom Fersensitz langsam nach vorne beugen und Stirn ablegen*
- *Hände neben die Füße legen*
- *gegebenenfalls Beine etwas öffnen*
- *Kopf, Nacken, Schultern, Ellenbogen, Hände und Kiefer entspannen*

B *Variante* mit Hilfsmitteln

- *Klotz oder Kissen unter die Stirn legen*

C *Variante* mit Hilfsmitteln

- *Bolster oder Kissen unter den Bauch und/oder den Brustraum legen*
- *gefaltete Decke zwischen Ober- und Unterschenkel legen*

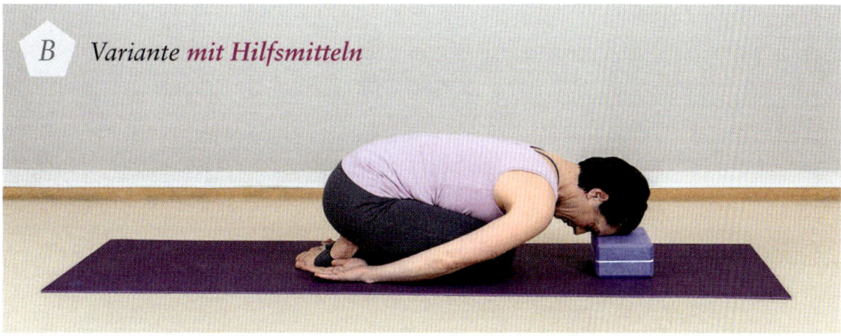

B *Variante* **mit Hilfsmitteln**

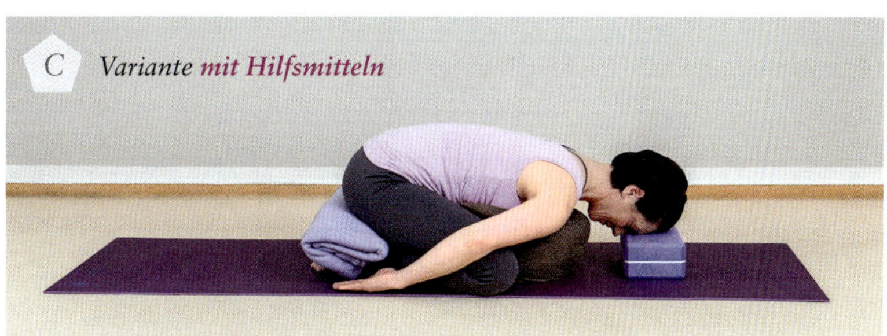

C *Variante* **mit Hilfsmitteln**

A Libelle im Liegen

Meridiane B, L, NI

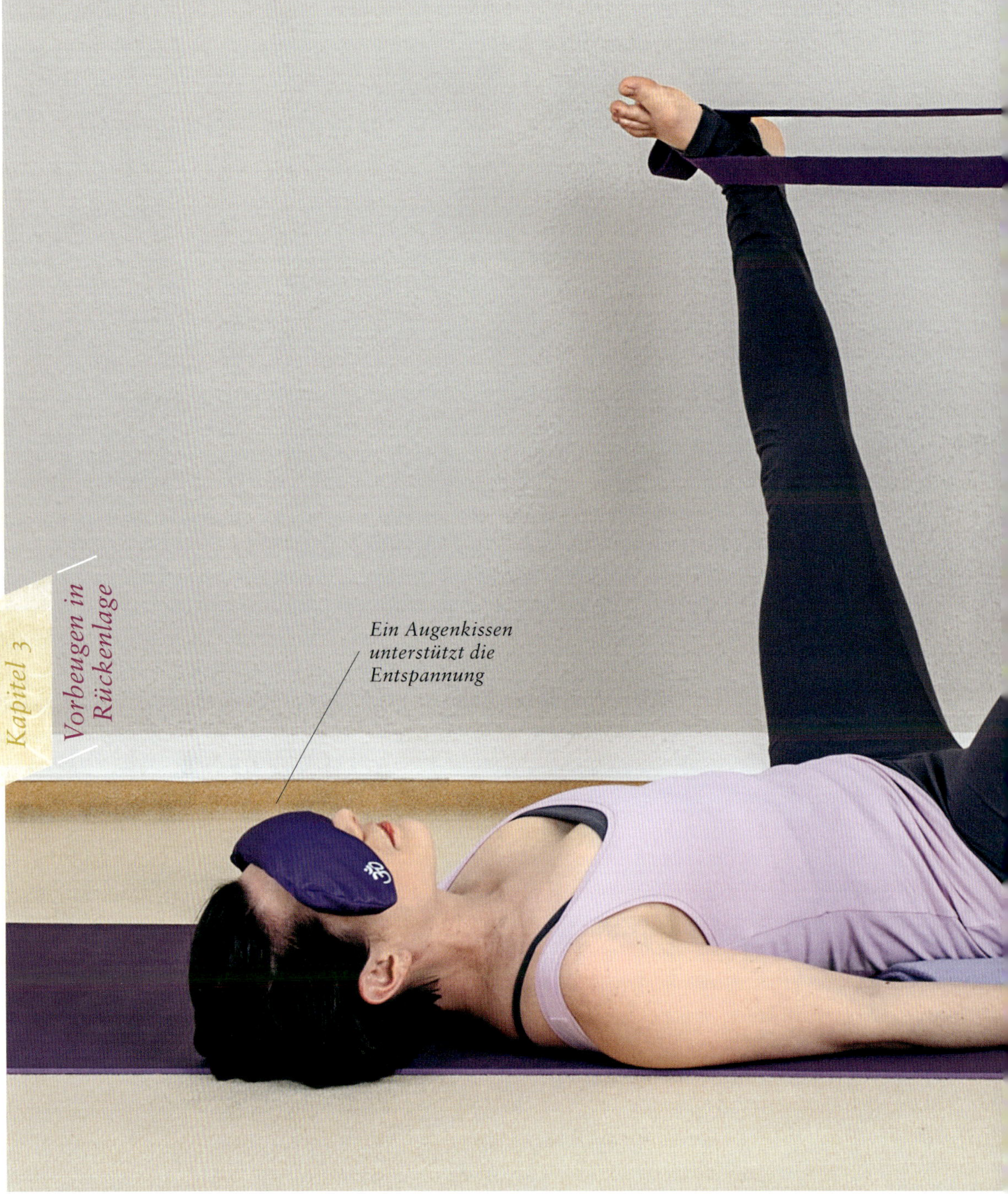

Ein Augenkissen unterstützt die Entspannung

FASZIENSTRÄNGE

HILFSMITTEL

Kissen, Gurt, Bolster, eventuell Wand, Augenkissen

WIRKUNG

* *dehnt die gesamte Rückenlinie mit großer Rückenfaszie und die Beinrück- und -innenseiten*

A Libelle im Liegen

- *In Rückenlage das Gesäß auf eine gefaltete, feste Decke oder ein festes Kissen oder Bolster legen*
- *Füße zur Decke strecken*
- *Beine grätschen*
- *Arme gegebenenfalls hinter dem Kopf ablegen*
- *Beine, Hüfte, Schultern entspannen*

B Variante mit Gurt und weiteren Hilfsmitteln

- *Kissen oder Bolster unter das Gesäß legen*
- *Gurt auf die gewünschte Grätschlänge stellen und um die Füße legen*
- *gegebenenfalls an der Wand mit oder ohne Gurt üben*

Gefaltete Decke unter das Gesäß legen

A

Hängematte

Meridian B

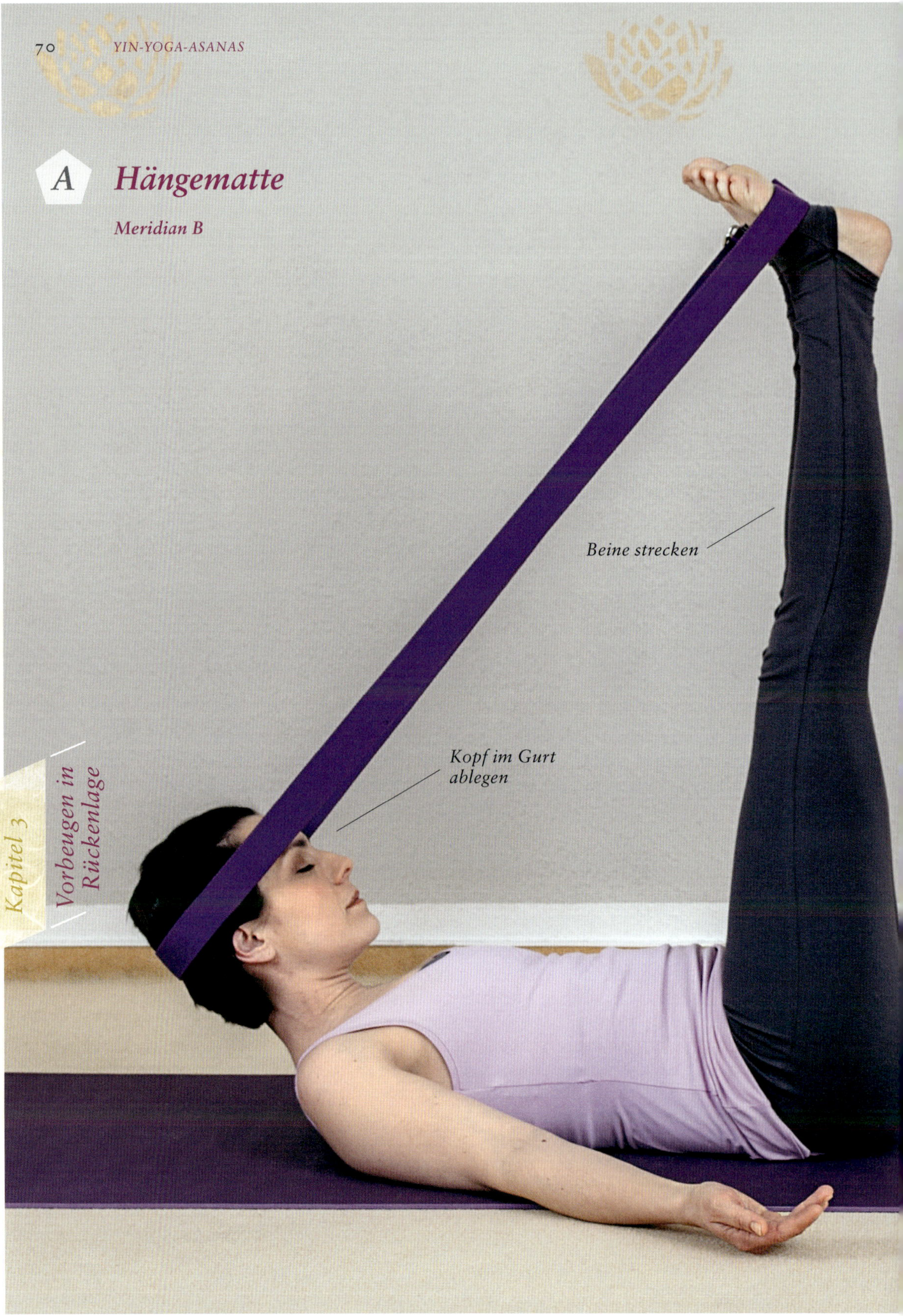

Beine strecken

Kopf im Gurt ablegen

FASZIENSTRÄNGE

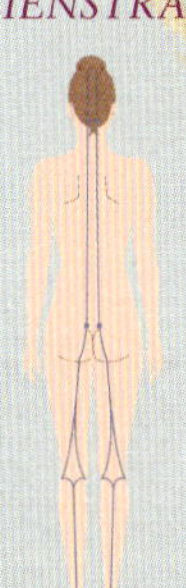

HILFSMITTEL

Gurt (je nach Beinlänge nicht zu lang und nicht zu kurz, ausprobieren)

WIRKUNG

- *dehnt die gesamte Rückenlinie mit großer Rückenfaszie sowie den Nacken und die Beinrückseiten*
- *entspannt die Schultern und den Kopf*

A *Hängematte*

- *In Rückenlage den geschlossenen Gurt zuerst um die Fußsohlen und dann um den Hinterkopf und über die Ohren legen*
- *Beine strecken und Kopf entspannt im Gurt ablegen, Füße drücken gegen die Spannung und halten den Kopf*
- *gegebenenfalls Beine immer wieder nachstrecken, Gewicht mehr nach hinten oder nach vorne verlagern*
- *Kopf nicht zu hoch lagern, maximal 20 cm über dem Boden*
- *Arme liegen seitlich, Handflächen zeigen nach oben*
- *Schultern, Kopf, Arme und Kiefer entspannen*
- *gegebenenfalls nach circa 1 bis 2 Minuten ein Bein für weitere 1 bis 2 Minuten ablegen, Beine dann wechseln*

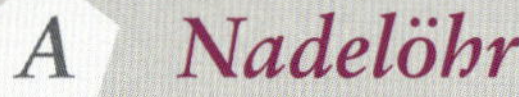

A Nadelöhr

Meridiane GB, L, NI, MI, B

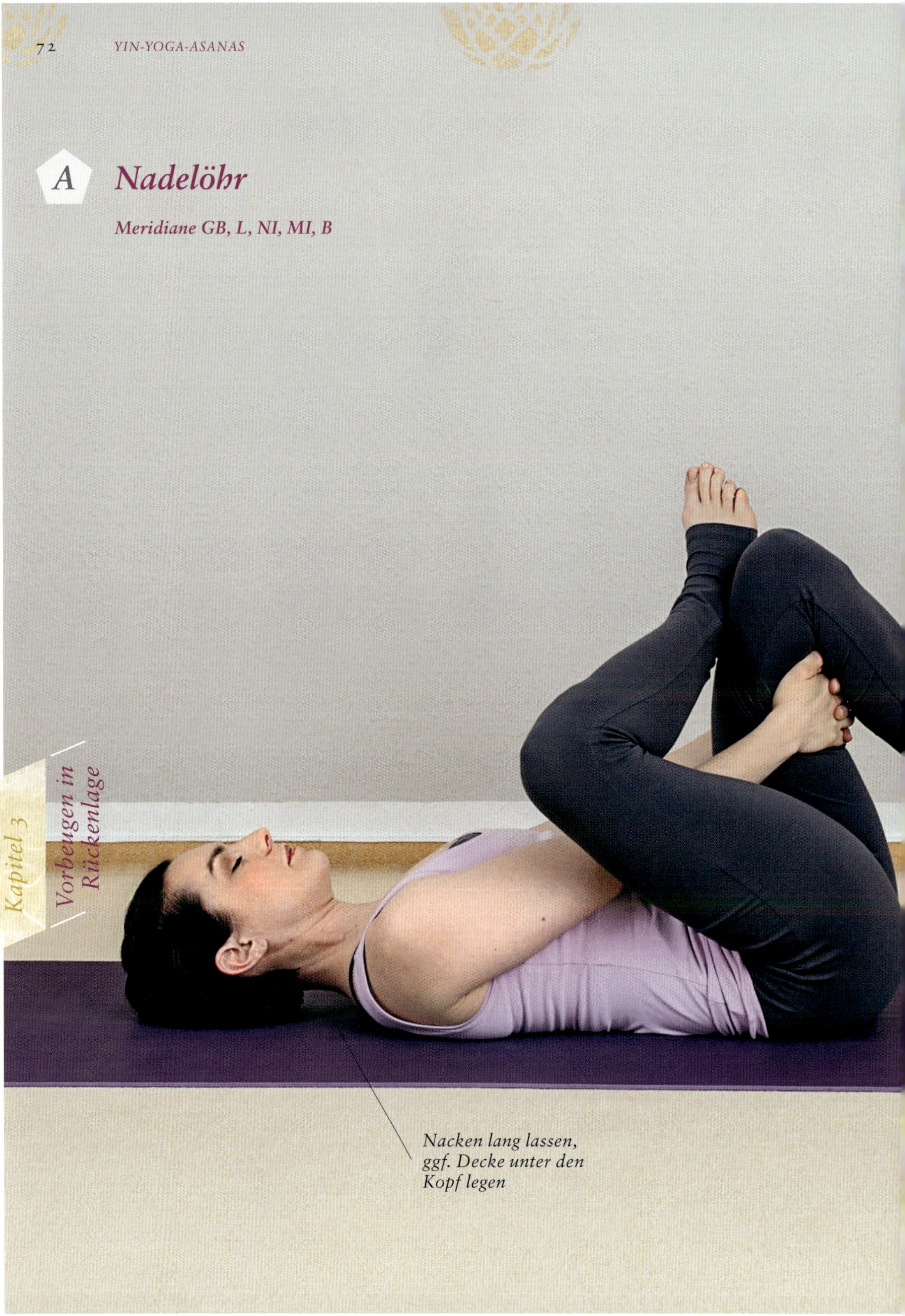

Nacken lang lassen, ggf. Decke unter den Kopf legen

HILFSMITTEL

Gurt, eventuell Augenkissen, Wand

WIRKUNG

- *dehnt die Rückenlinie, die Beininnenseiten sowie das Gesäß*
- *öffnet die Hüfte und die Leisten*

A Nadelöhr

- *In Rückenlage linkes Bein zur Decke strecken*
- *rechten Fuß unterhalb des Knies ablegen, sodass sich die rechte Hüfte öffnet und das Knie zur Seite zeigt*
- *mit den Händen den linken Oberschenkel umfassen*
- *linkes Bein anwinkeln*
- *Seite wechseln*

B Variante mit Hilfsmittel

- *Gurt um den gestreckten Oberschenkel legen und eng umfassen*

C Variante an der Wand

- *An der Wand üben, in Rückenlage mit dem Gesäß circa 20 cm von der Wand entfernt*
- *dann nach und nach das gesteckte Bein an der Wand absinken lassen, bis ungefähr ein rechter Winkel erreicht ist, mit der rechten Hand den rechten Oberschenkel stützen*
- *gegebenenfalls den Abstand zur Wand mit dem Gesäß variieren*

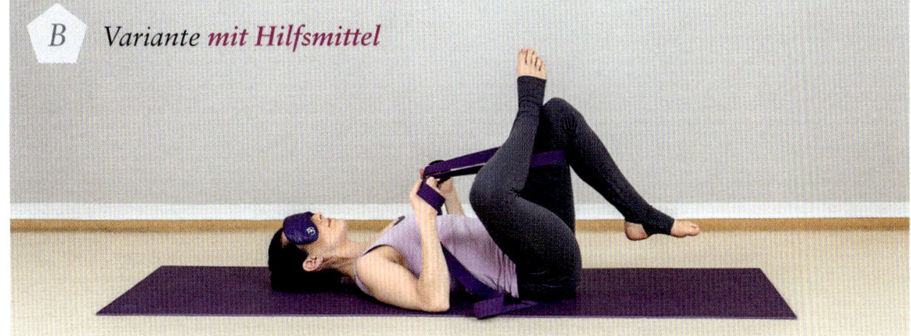
B Variante mit Hilfsmittel

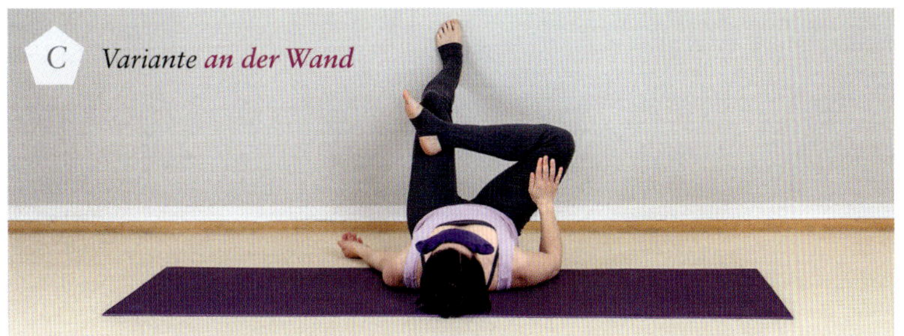
C Variante an der Wand

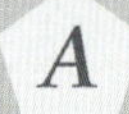

Happy Baby

Meridiane GB, L NI, MI, B

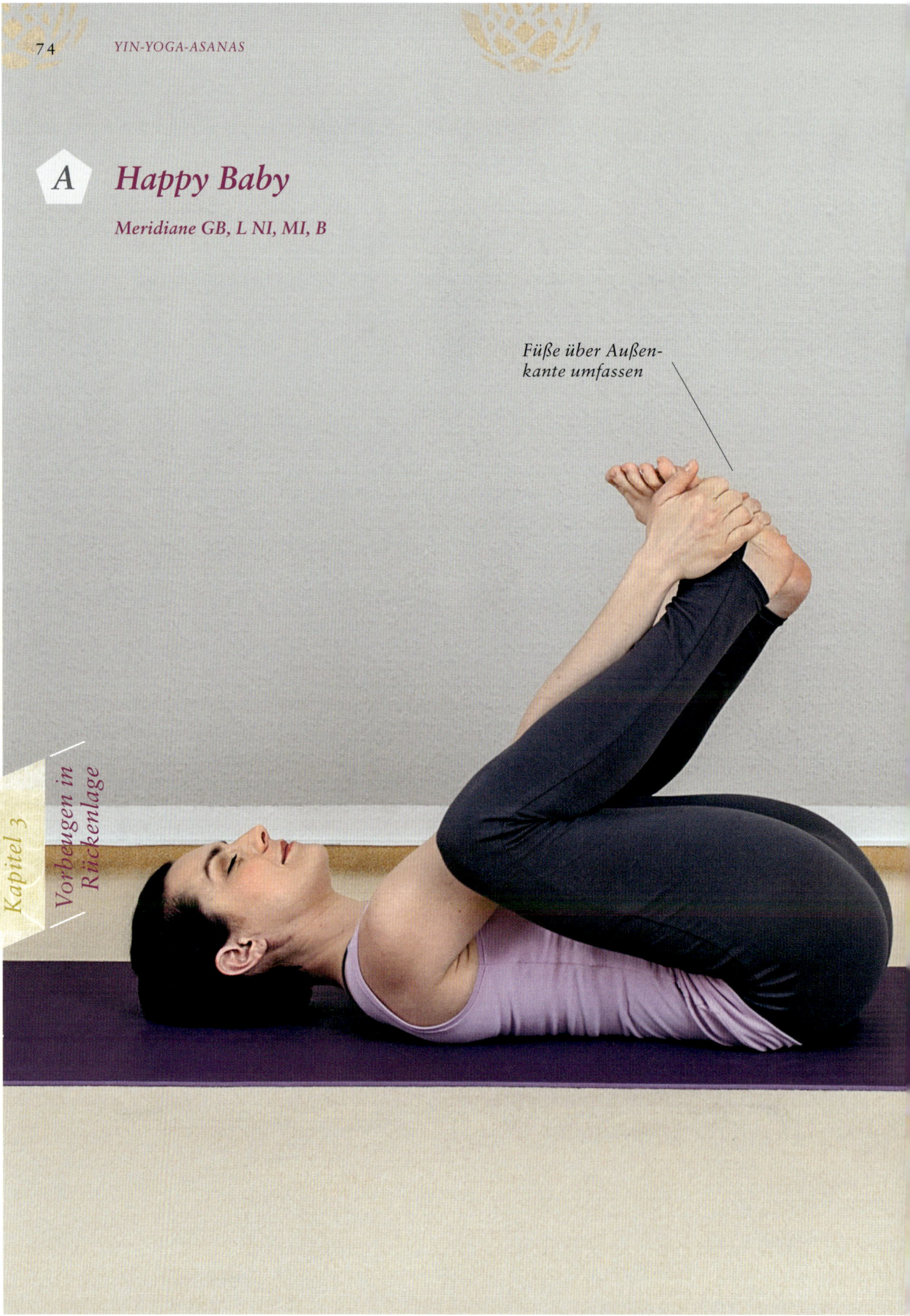

Füße über Außenkante umfassen

HILFSMITTEL

Gurt, Kissen, eventuell Augenkissen

WIRKUNG

- *dehnt die Körperrückseite, insbesondere den unteren Rücken und das Gesäß*
- *öffnet die Hüfte und entlastet das Iliosakralgelenk*

A Happy Baby

- *In Rückenlage den Kopf gut in die Länge strecken (Kinn zur Brust ziehen und Hinterkopf ablegen)*
- *Beine anwinkeln und zum Bauch heranziehen, Knie sind weit geöffnet*
- *Füße über die Außenkanten umfassen und Knie Richtung Brust nach außen ziehen*
- *gegebenenfalls mit den Händen die Oberschenkelrückseiten heranziehen*
- *Hüfte, Oberschenkel, Gesäß und Kopf entspannen*

B Variante mit Hilfsmitteln

- *Gurt um die Füße legen und mit den Händen doppelt umfassen, dann Knie sanft heranziehen und nach außen bringen*
- *Kissen unter den Kopf legen, wer möchte verwendet ein Augenkissen*

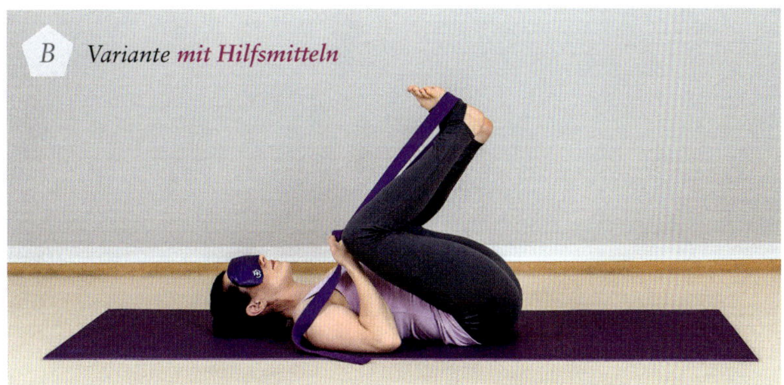

A Gekreuzte Arme in Bauchlage

Meridiane B, MA

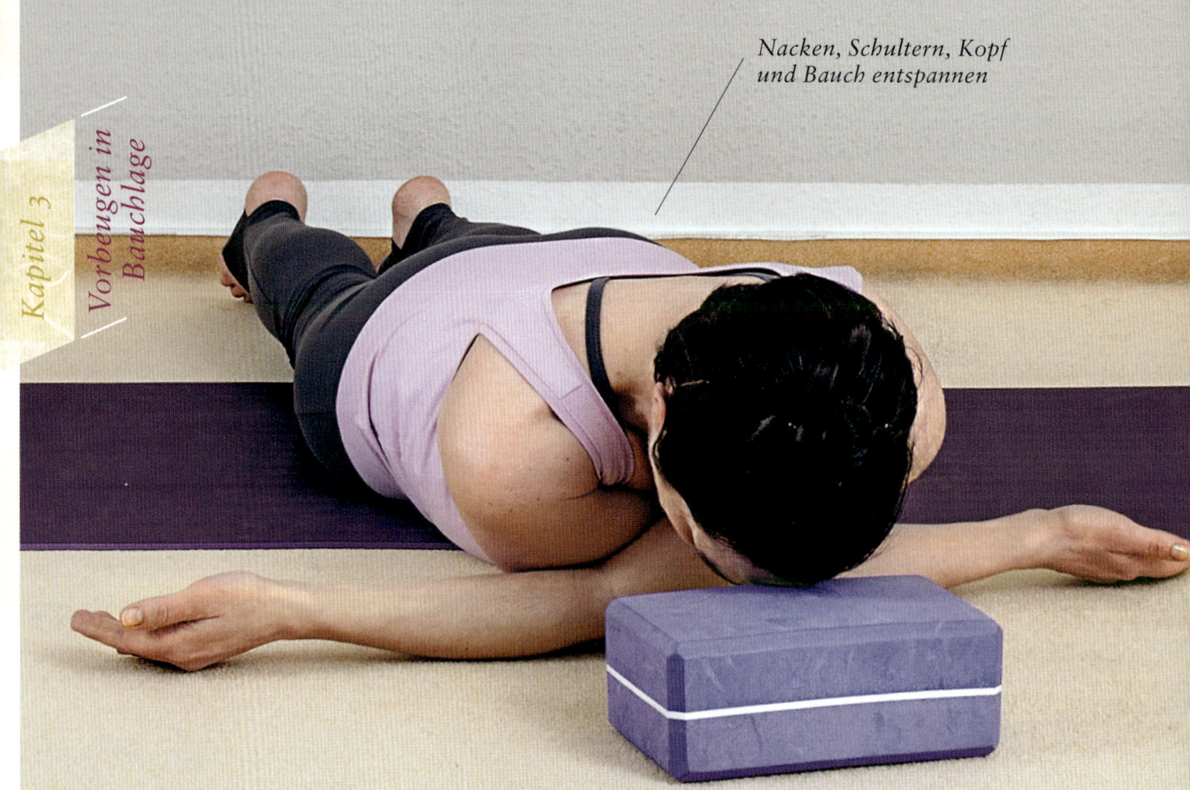

HILFSMITTEL

Ein bis zwei Kissen und/oder Klotz, gefaltete Decke

WIRKUNG

- *dehnt und entspannt die Schultern, die Schulterblätter sowie die obere Rücken- und Nackenfaszie*
- *entlastet den Kopf*

A Gekreuzte Arme in Bauchlage

- *Vom Vierfüßlerstand aus den rechten Arm unter dem Körper nach links und dann den linken Arm nach rechts legen*
- *Beine nach hinten rutschen lassen und das Gewicht auf die Arme legen*
- *gegebenenfalls Arme mehr nach unten unterhalb des Bauches oder nach oben oberhalb der Brust ablegen*
- *Stirn auf einem Klotz ablegen*
- *Nacken, Schultern, Kopf und Bauch entspannen*
- *Seite wechseln*

B *Variante* ***mit Hilfsmitteln***

- *Klotz oder Kissen unter die Stirn legen*
- *Kissen oder gefaltete Decke unter das Becken und/oder das Schambein legen*

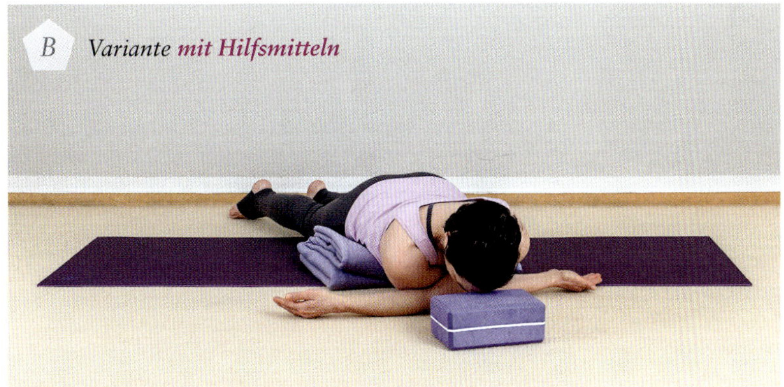
B *Variante* ***mit Hilfsmitteln***

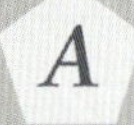

Stehende Vorbeuge

Meridian B

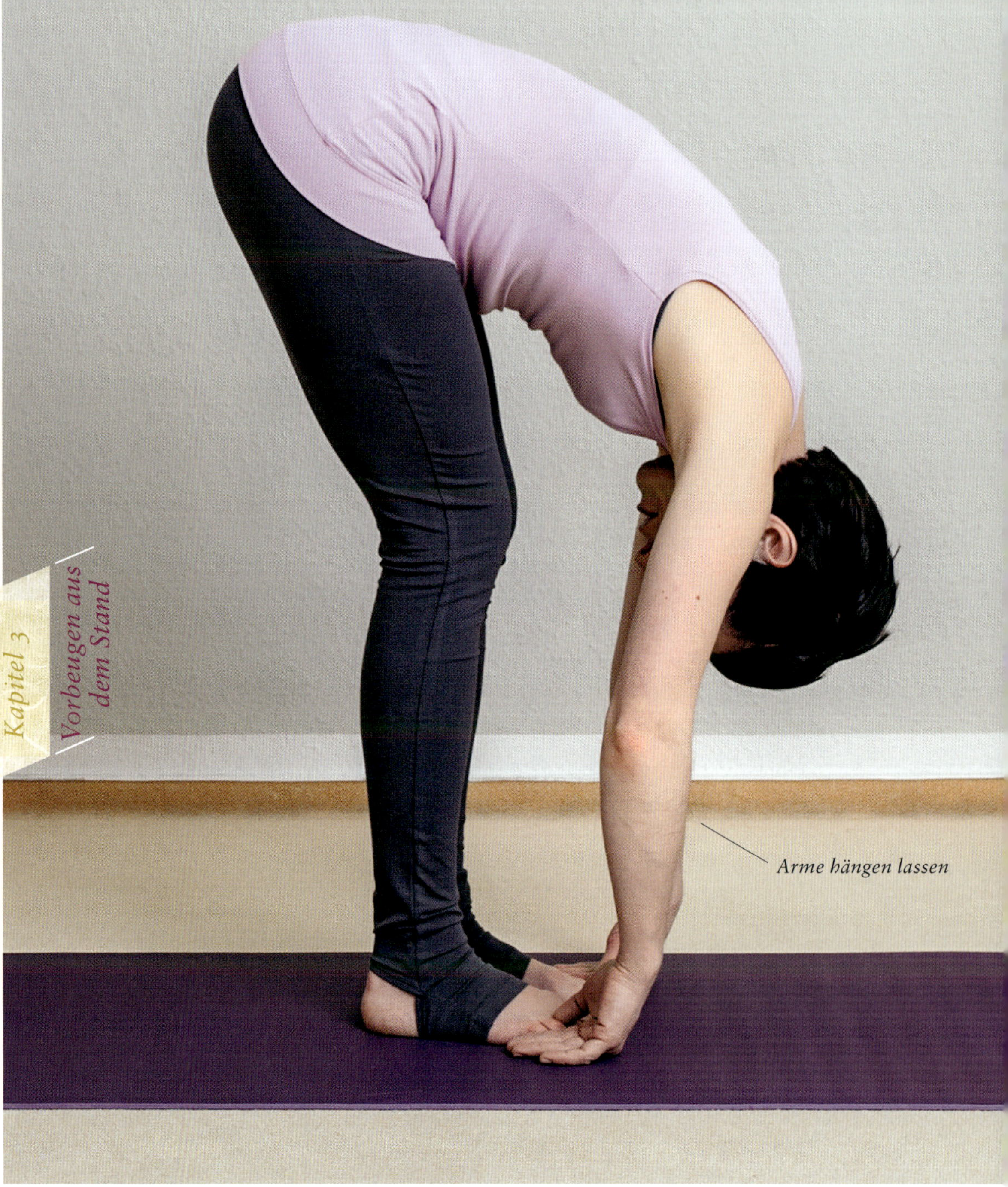

Arme hängen lassen

FASZIENSTRÄNGE

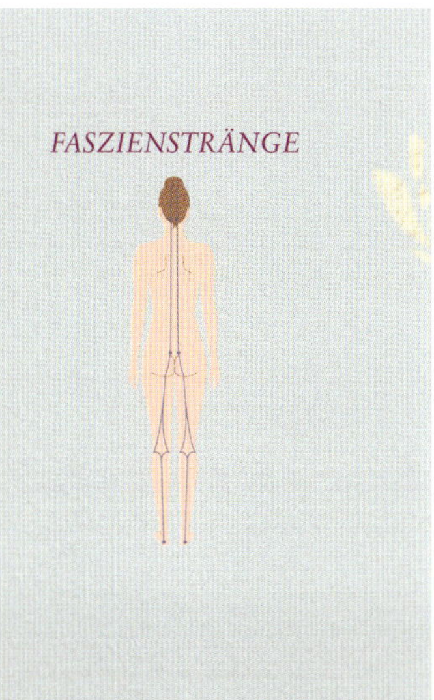

HILFSMITTEL

Stuhl oder Hocker, Kissen, eventuell Wand

WIRKUNG

- *dehnt die gesamte Körperrückseite mit der großen Rückenfaszie*
- *entlastet Kopf, Nacken und Schultern*

A Stehende Vorbeuge

- *Im aufrechten Stand die Füße leicht öffnen und das Gesäß weit nach hinten schieben*
- *den Oberkörper langsam beugen, den Rücken möglichst rund lassen*
- *Beine sind leicht gebeugt*
- *Arme und Hände hängen lassen, gegebenenfalls Ellenbogen umfassen*
- *Kopf, Schultern, Arme, Beine und Füße entspannen*

B Variante mit Hilfsmittel

- *Stuhl oder Hocker vor dem Körper abstellen, vorbeugen und entweder Unterarme auflegen oder den Kopf auf einem daraufliegenden Kissen ablegen*

C Variante an der Wand

- *Gesäß an der Wand anlehnen und Oberkörper nach vorne beugen*

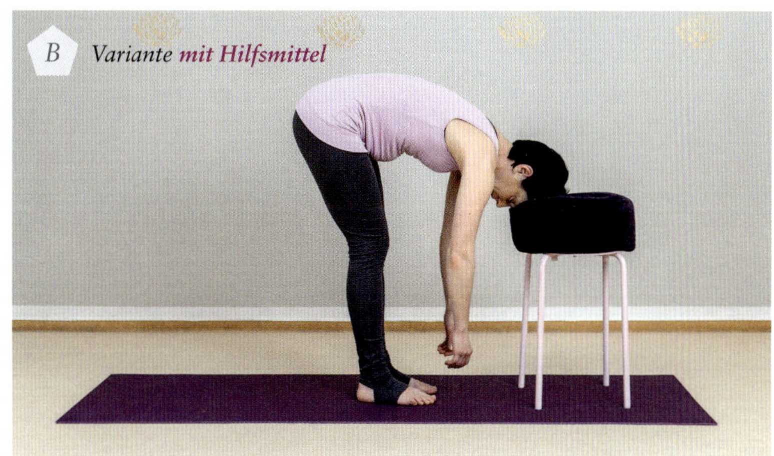

B Variante mit Hilfsmittel

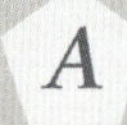

Tiefe Hocke

Meridiane B, L, NI

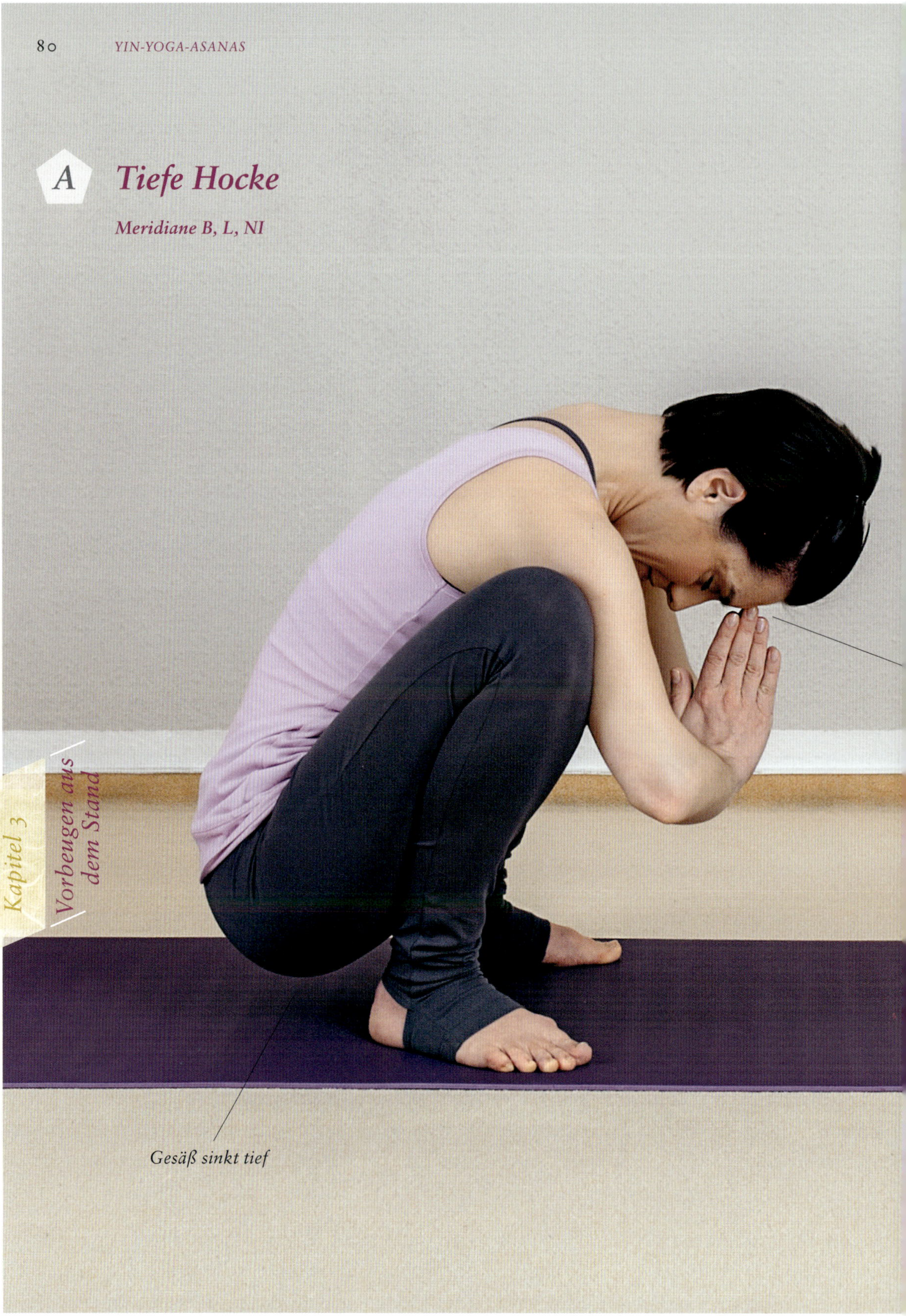

Gesäß sinkt tief

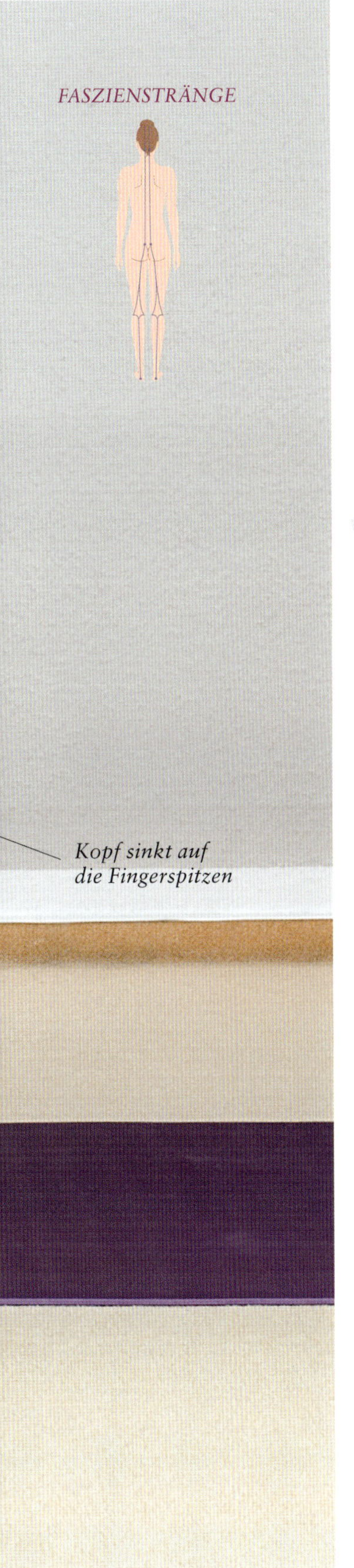

HILFSMITTEL

Ein oder zwei Kissen, Bolster, gefaltete Decke

WIRKUNG

- *dehnt Rückenfaszie, Gesäß und Oberschenkel*
- *entlastet das Iliosakralgelenk*
- *öffnet die Hüftgelenke*
- *stärkt Fußgelenke und Beine*

A Tiefe Hocke

- *Die Beine im Stand grätschen und in die tiefe Hocke kommen*
- *Knie weiter öffnen und Ellenbogen oder Oberarme von innen gegen die Knie drücken.*
- *Handflächen aneinanderlegen und sanft gegeneinander drücken*
- *Oberkörper leicht nach vorne kippen und Kopf auf die Fingerspitzen sinken lassen*
- *Rücken, Hüfte, Beine und Kopf entspannen*

B Variante mit Hilfsmitteln

- *Kissen unter das Gesäß legen*
- *Bolster diagonal aufgerichtet unter den Kopf legen*
- *gefaltete Decke unter die Fersen legen*

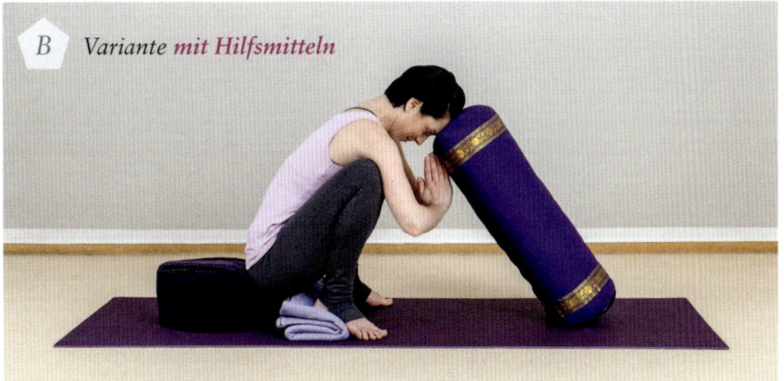

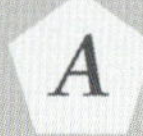

A Liegender Schmetterling

Meridiane L, NI, HZ, LU

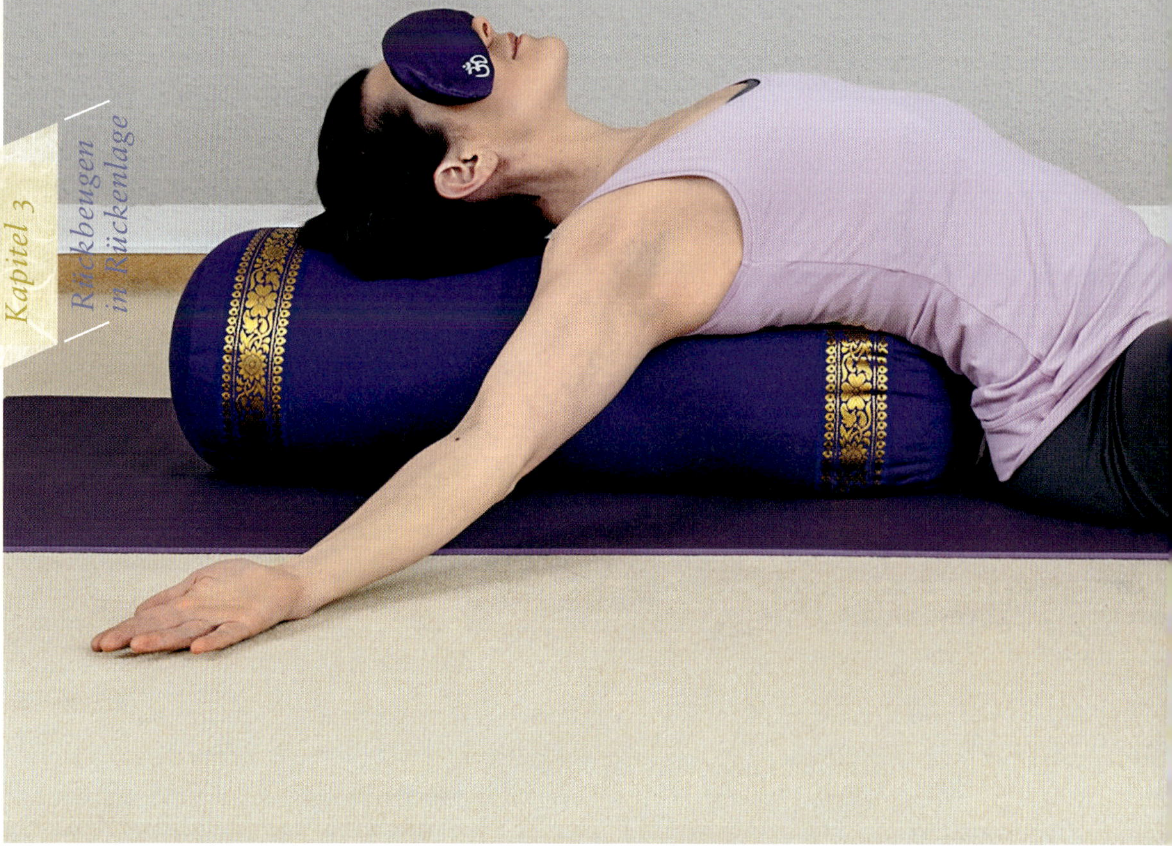

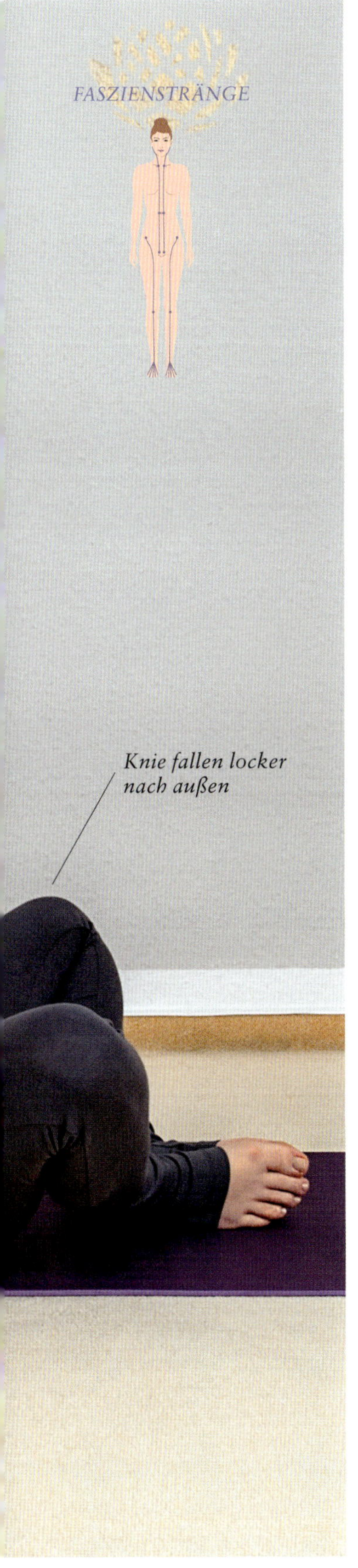

HILFSMITTEL

Bolster, mehrere Kissen, eventuell Klötze, eventuell Augenkissen

WIRKUNG

- *dehnt Frontallinie am Oberkörper und Zwerchfell*
- *öffnet die Hüftgelenke*
- *weitet Rippenbögen, Zwischenrippenmuskeln*

A Liegender Schmetterling

- *In Rückenlage über ein Bolster legen, dabei mit dem Gesäß ganz nah an die Rolle rutschen*
- *Füße an den Körper heranziehen, Fußsohlen berühren sich*
- *Knie fallen locker nach außen*
- *Arme liegen seitlich, Schultern fallen nach unten, Handflächen zeigen nach oben*
- *Arme gegebenenfalls hinter dem Kopf ablegen oder Hände mit Handrücken auf der Stirn ablegen*
- *Hüfte, Knie, Schultern und Arme entspannen*

B Variante mit Hilfsmitteln

- *Bolster längs unter den Oberkörper legen*
- *zusätzlich ein Kissen unter den Kopf legen*
- *Kissen oder Klötze unter die Knie legen*

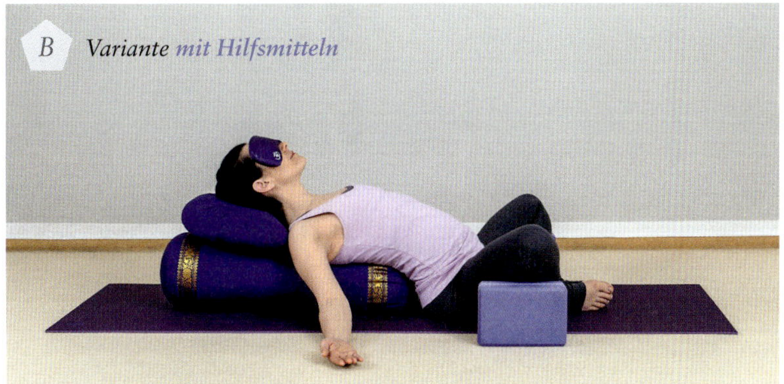

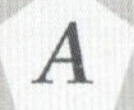

Sattel · Liegender Held

Meridiane MA, MI, LU, HZ

- *Aus dem Fersensitz mit dem Gesäß zwischen die Füße setzen*
- *Knie leicht öffnen*
- *rücklings über ein Kissen oder eine Yogarolle ablegen, auf jeden Fall den unteren Rücken unterpolstern*
- *Arme nach hinten ausstrecken, Handflächen nach oben, gegebenenfalls neben dem Körper liegen lassen*
- *Oberschenkel, Leisten und den Rücken entspannen*
- *Schultern locker lassen und Kiefer entspannen*

B Variante Sattel mit Hilfsmitteln

- *Bolster längs unter den Oberkörper legen, gegebenenfalls mit mehreren Kissen unterpolstern und diagonal an die Wand legen*

C Variante Einbeinig

- *Aus dem Fersensitz einen Fuß neben das Gesäß legen, das andere Bein ausstrecken*
- *Knie leicht öffnen*
- *rücklings über ein Kissen oder eine Yogarolle ablegen, auf jeden Fall den unteren Rücken unterpolstern*
- *Arme nach hinten ausstrecken, Handflächen nach oben, gegebenenfalls neben dem Körper liegen lassen*
- *Oberschenkel, Leisten und unteren Rücken entspannen*
- *Schultern locker lassen und Kiefer entspannen*
- *Seite wechseln*

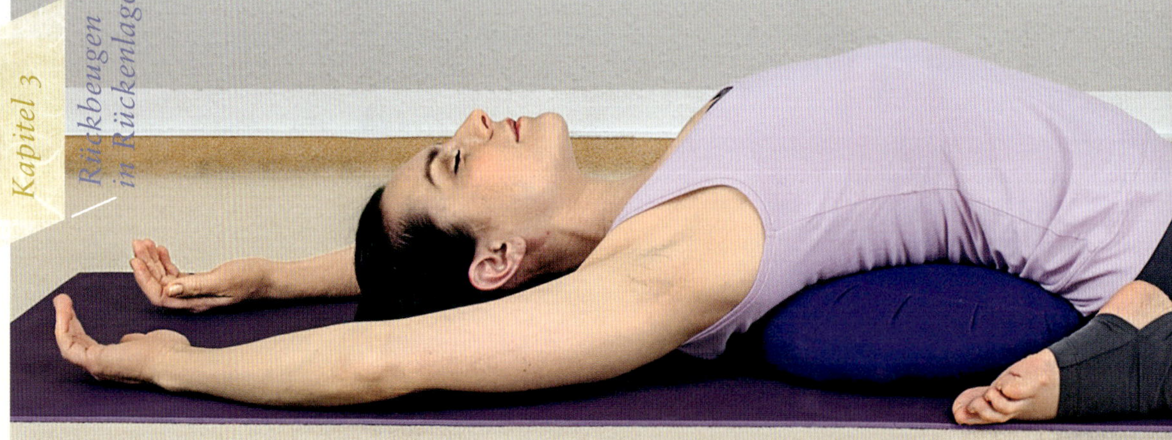

FASZIENSTRÄNGE

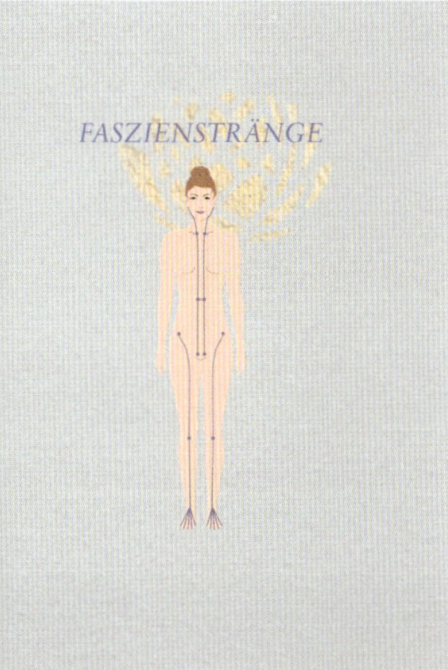

HILFSMITTEL

*Bolster,
mehrere Kissen,
eventuell Klotz,
ein bis zwei gefaltete
Decken*

WIRKUNG

- *dehnt die gesamte Frontallinie*
- *dehnt Hüftbeuger und Oberschenkel sowie Fußrücken*
- *weitet die Rippenbögen und Zwischenrippenmuskeln*

B Variante *mit Hilfsmitteln*

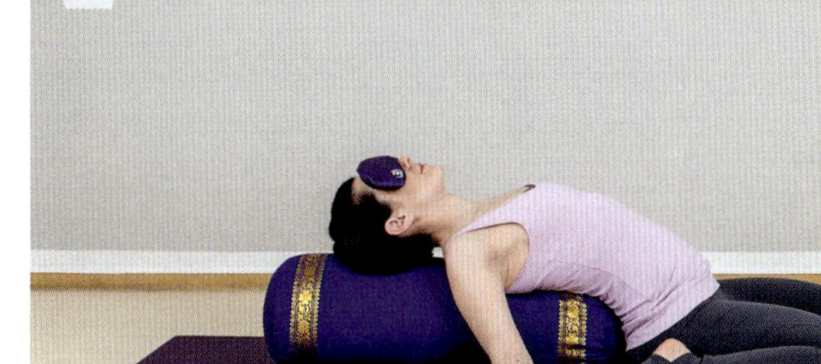

C Variante *Einbeinig*

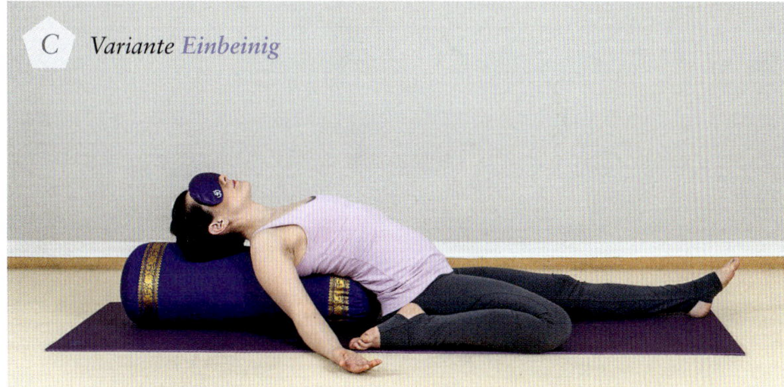

D Variante *Sattel mit weiteren Hilfsmitteln*

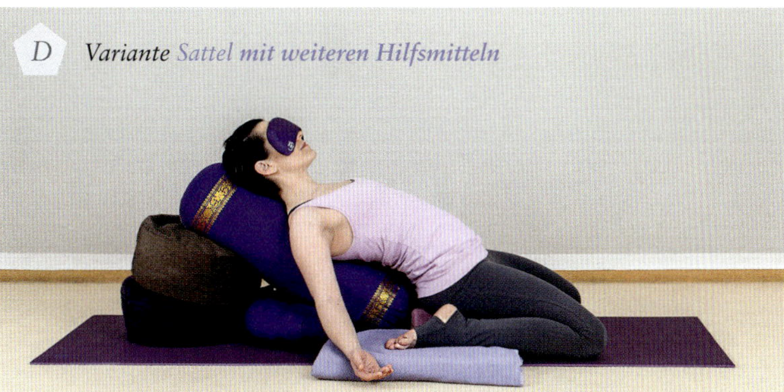

D Variante *Sattel mit weiteren Hilfsmitteln*

- *Kissen oder Klotz unter das Gesäß legen*
- *Kissen unter den Kopf legen*
- *gefaltete Decke zwischen Ober- und Unterschenkel legen*
- *gefaltete Decke unter die Fußrücken legen*

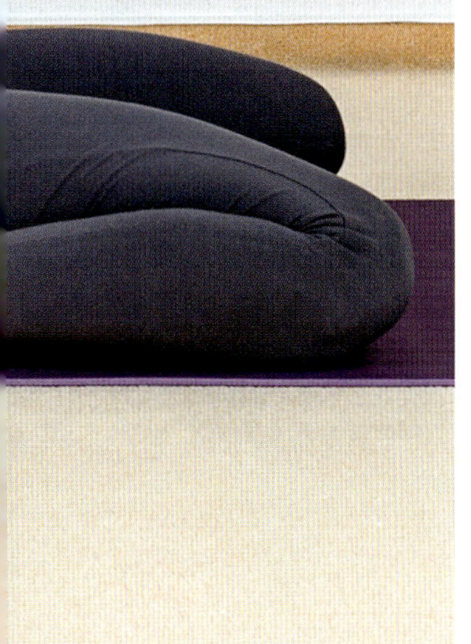

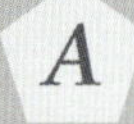

A Passive Schulterbrücke mit Klotz

Meridiane MA, MI, B, LU, HZ

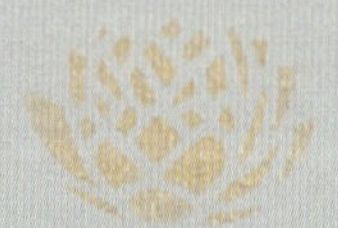

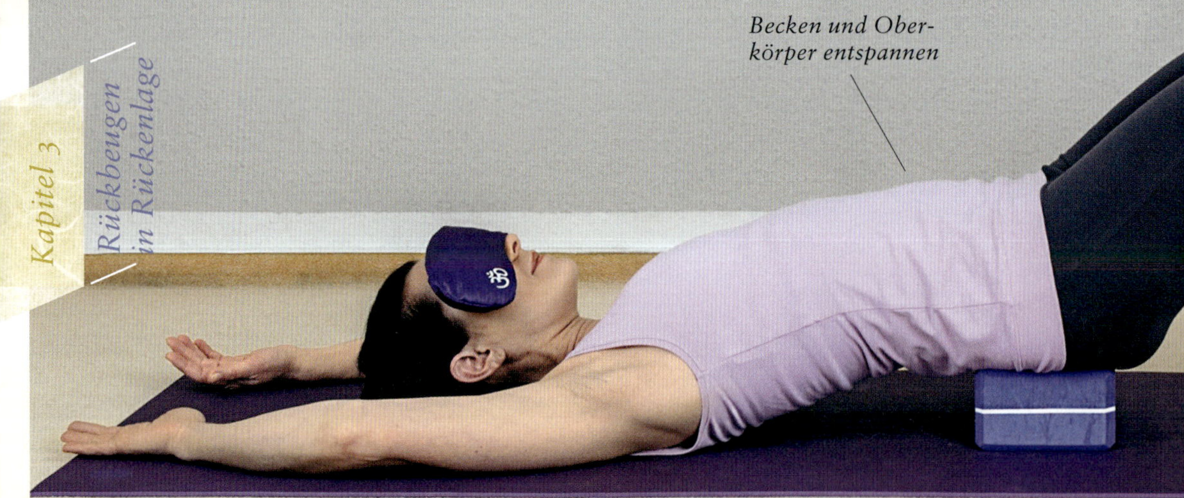

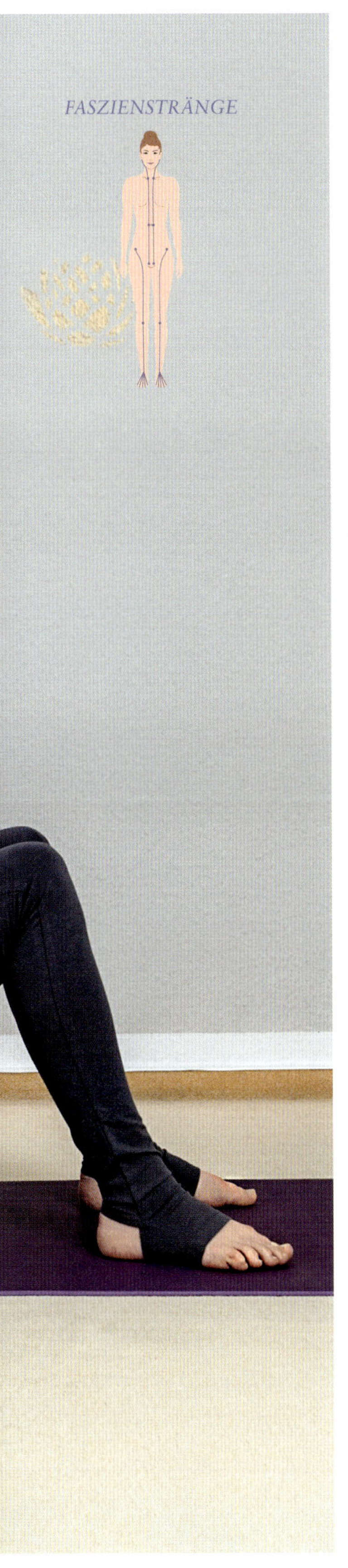

HILFSMITTEL

Klotz erst mit der großen, später mit der schmalen Fläche unterlegen

WIRKUNG

- *dehnt die Frontallinie des Oberkörpers*
- *entlastet den unteren Rücken und das Iliosakralgelenk*

A Passive Schulterbrücke mit Klotz

- *In Rückenlage Klotz mit der großen Fläche unter das Kreuzbein legen*
- *Füße bleiben aufgestellt*
- *gegebenenfalls nach circa 3 Minuten Klotz eine Stufe höher stellen (siehe Variante)*
- *Arme liegen entweder seitlich mit den Handflächen nach oben oder sind hinter dem Kopf abgelegt*
- *Becken und Oberkörper entspannen*

B *Variante Stufe 2*

- *Klotz „eine Stufe höher legen“, das heißt, mit der schmalen Fläche unter das Gesäß legen*

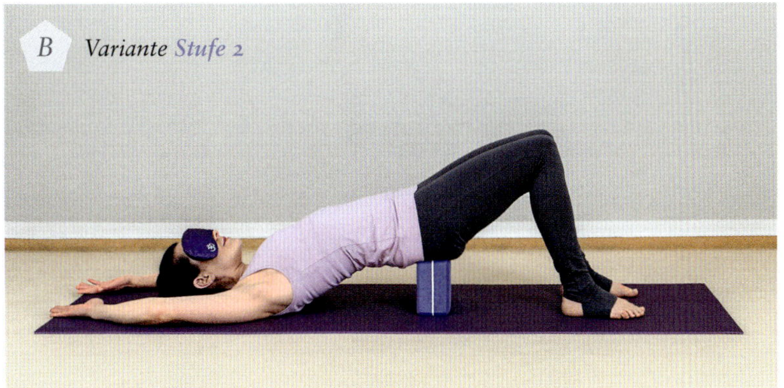

B *Variante Stufe 2*

A Passiver Fisch

Meridiane MA, MI, B, LU, HZ

Kapitel 3
Rückbeugen in Rückenlage

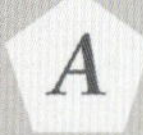

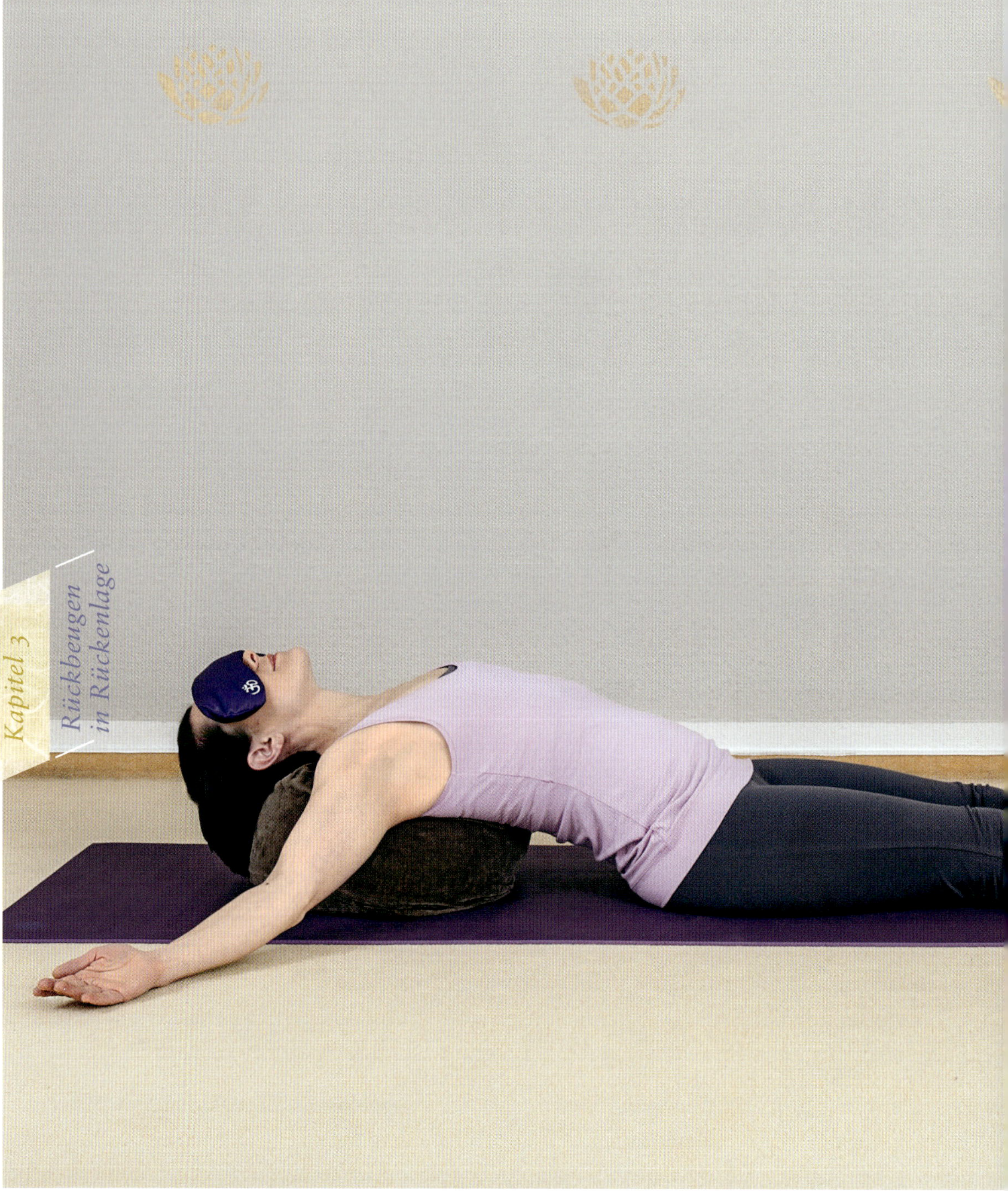

FASZIENSTRÄNGE

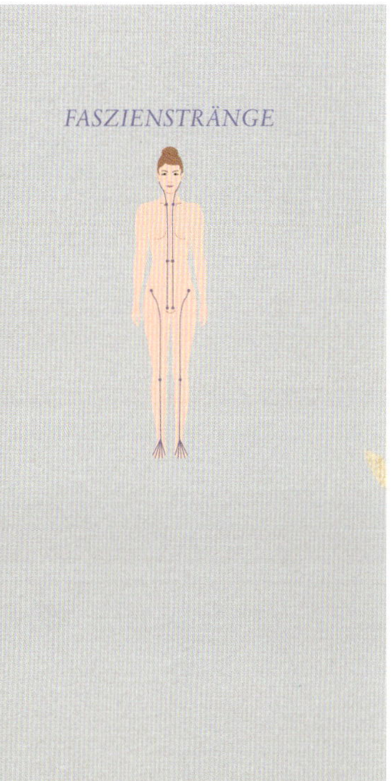

HILFSMITTEL

große und kleine Kissen, Bolster, eventuell Klotz, Decke

WIRKUNG

- *dehnt die gesamte Frontallinie, entlastet Schultern*
- *weitet Hals, Rippenbögen und Zwischenrippenmuskeln*
- *dehnt Zwerchfell und Achselhöhlen*

A Passiver Fisch

- *Großes Kissen oder Bolster quer hinter dem Gesäß ablegen*
- *aus dem Sitzen mit ausgestreckten Beinen langsam nach hinten über das Kissen ablegen*
- *Arme nach hinten ausstrecken*
- *Kopf, Nacken, Kiefer und Arme entspannen*

B Variante mit Hilfsmitteln

- *großes Kissen unter den Rücken, gegebenenfalls kleines Kissen unter den Kopf legen*
- *Bolster quer in den Rücken legen, Kissen oder Klotz unter den Kopf legen*
- *Kissen oder Decke unter die Arme legen*

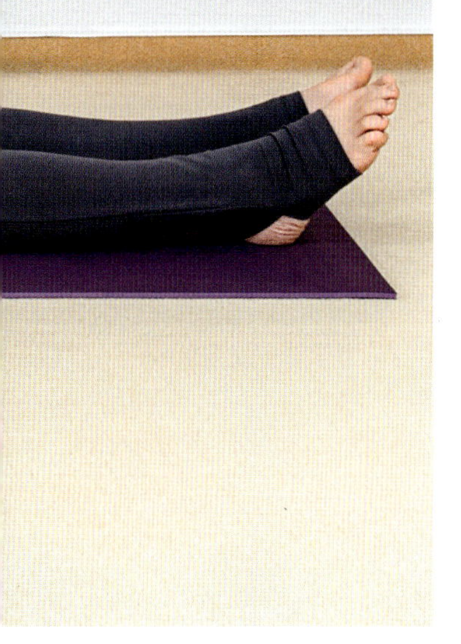

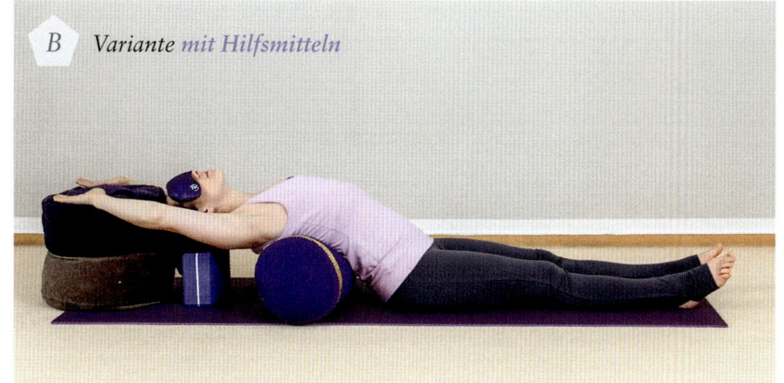

B Variante mit Hilfsmitteln

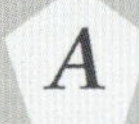

Sphinx

Meridiane B, NI, MA, MI

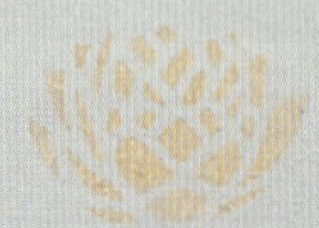

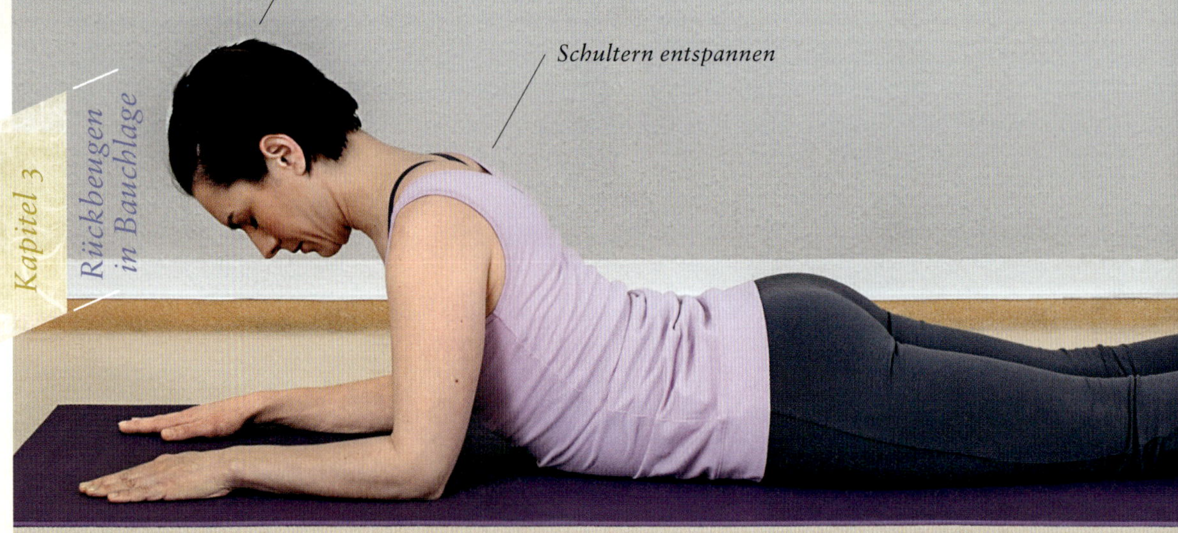

HILFSMITTEL

Kissen oder gefaltete Decke

WIRKUNG

- *dehnt die gesamte Frontallinie*
- *stärkt den unteren Rücken*

A Sphinx

- *Aus der Bauchlage die Unterarme aufstellen, dabei die Ellenbogen unter den Schultern belassen*
- *Beine entspannt nach hinten strecken*
- *Oberkörper aufrichten und Schultern entspannen, dabei den Kopf zwischen den Schultern „einfallen“ lassen*

B Falsche Kopfhaltung

- *Arme nicht durchstrecken und in die Kraft gehen*

C Variante mit Hilfsmitteln

- *Kissen oder gefaltete Decke unter den Bauch legen*
- *Bolster quer unter den Brustkorb legen und Kopf auf einem Klotz ablegen*

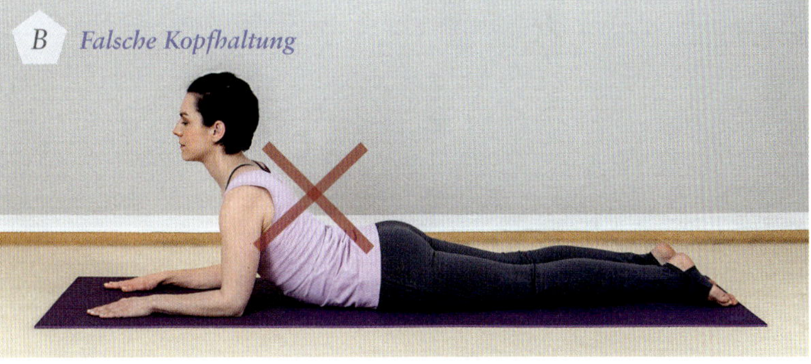

B Falsche Kopfhaltung

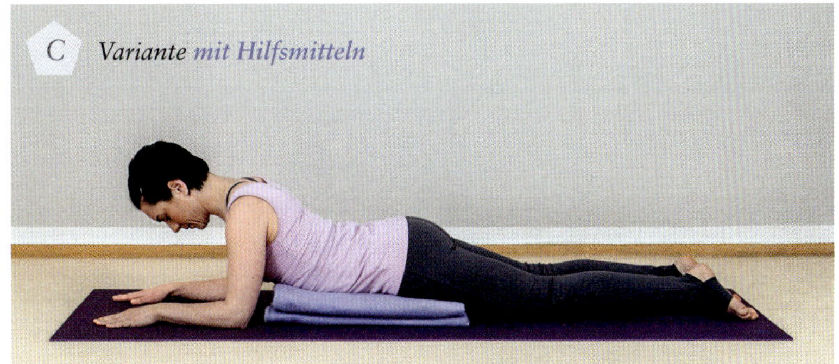

C Variante mit Hilfsmitteln

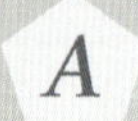

Herzöffnende Stellung · Gebetshaltung

Meridiane B, L, HZ

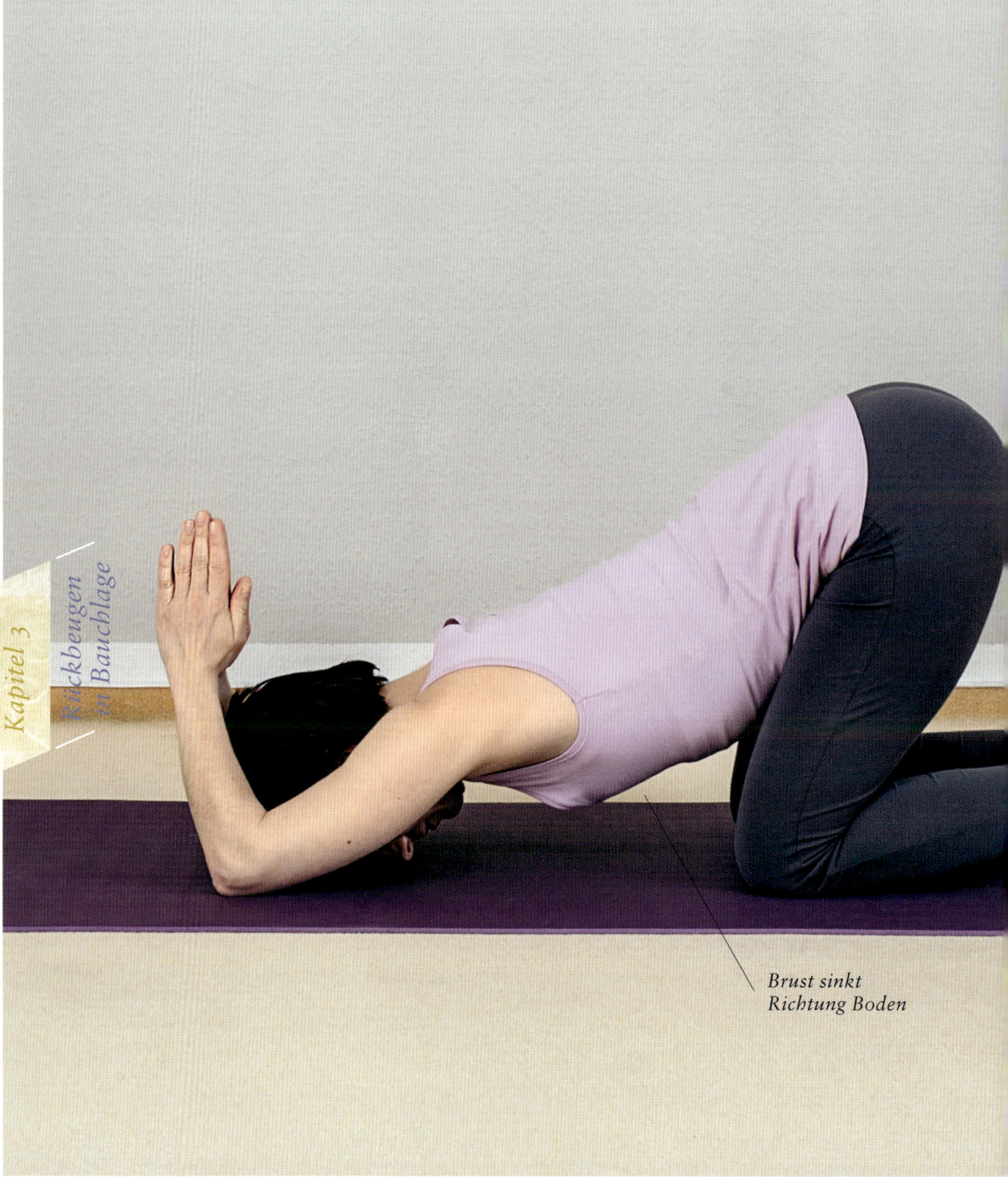

Brust sinkt Richtung Boden

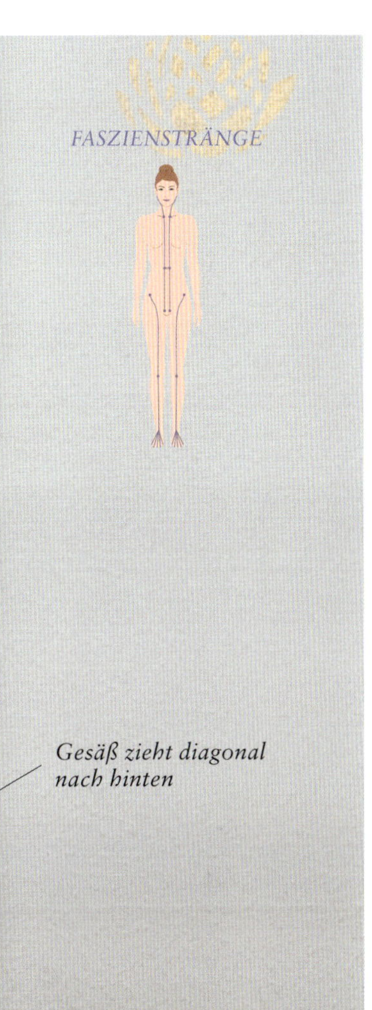

HILFSMITTEL

ein bis zwei dicke Kissen, eventuell Bolster

WIRKUNG

- *dehnt die Frontallinie oben und entlastet die Schultern*
- *weitet die Rippenbögen und die Zwischenrippenmuskeln*
- *dehnt das Zwerchfell*

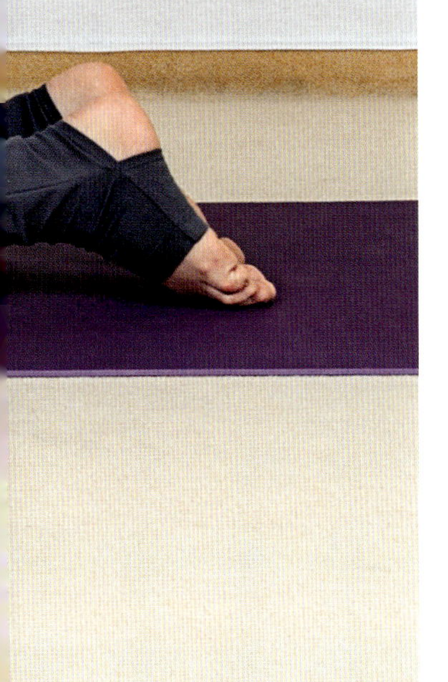

Gesäß zieht diagonal nach hinten

A Herzöffnende Stellung · Gebetshaltung

- *Aus dem Vierfüßlerstand auf die Unterarme kommen*
- *gegebenenfalls Knie etwas öffnen*
- *Ellenbogen weit nach vorne und Gesäß leicht nach hinten schieben*
- *Stirn ablegen*
- *Hände zeigen zur Decke, Handflächen berühren sich*
- *Brust sinkt Richtung Boden*
- *Schultern, Kopf, Arme, Ellenbogen und Rücken entspannen*

B Variante mit Hilfsmitteln

- *Kissen unter die Brust oder den Bauch legen, gegebenenfalls nach 3 Minuten entfernen*
- *Dickes Kissen oder Bolster zwischen Ober- und Unterschenkel nehmen und das Gesäß darauf ablegen*

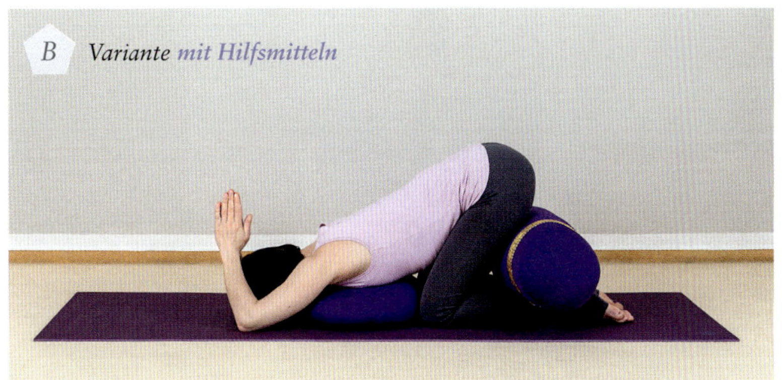

B Variante mit Hilfsmitteln

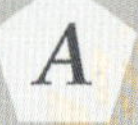

Banane

Meridiane GB, L, HZ

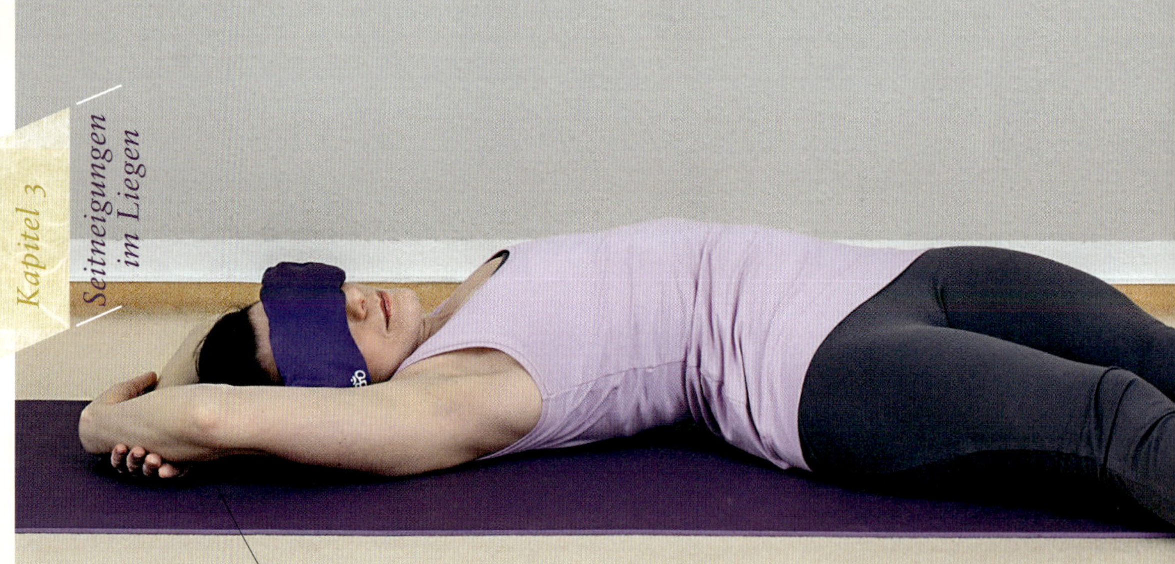

Ellenbogen und Hände entspannen

FASZIENSTRÄNGE

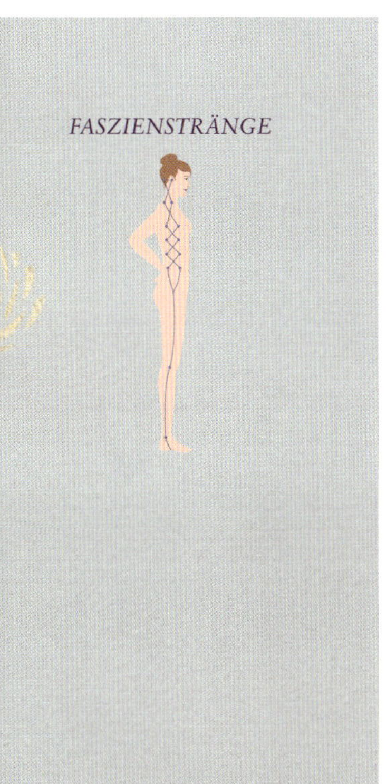

HILFSMITTEL

Decke oder Kissen, Klötze

WIRKUNG

* dehnt die gesamte Laterallinie und die Bandscheiben und öffnet den seitlichen Brustkorb

A Banane

- Mit aufgestellten Beinen in Rückenlage gehen
- Gesäß einige Zentimeter nach links legen, Beine lang nach rechts ausstrecken
- Oberkörper ebenfalls nach rechts ziehen
- Ellenbogen oder Unterarme mit den Händen hinter dem Kopf umfassen und Arme entspannt am Boden ablegen
- nach circa 2 bis 3 Minuten etwas weiter in die Haltung rutschen
- Schultern, Taille und Beine entspannen
- Seite wechseln

B Variante **mit Hilfsmitteln**

- Decke oder Kissen unter die Schultern oder den Kopf legen
- Ellenbogen auf Klotz abstützen

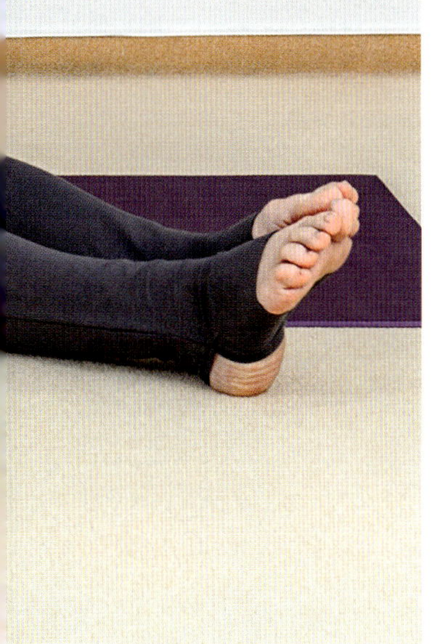

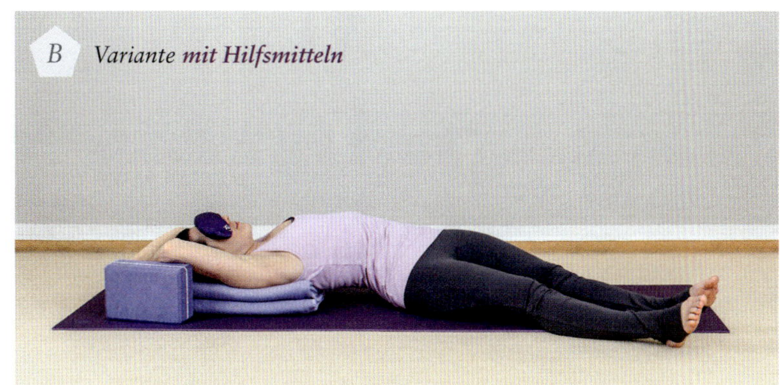

B Variante **mit Hilfsmitteln**

A Halbmond · Seitlage über der Rolle

Meridiane GB, LU, HZ

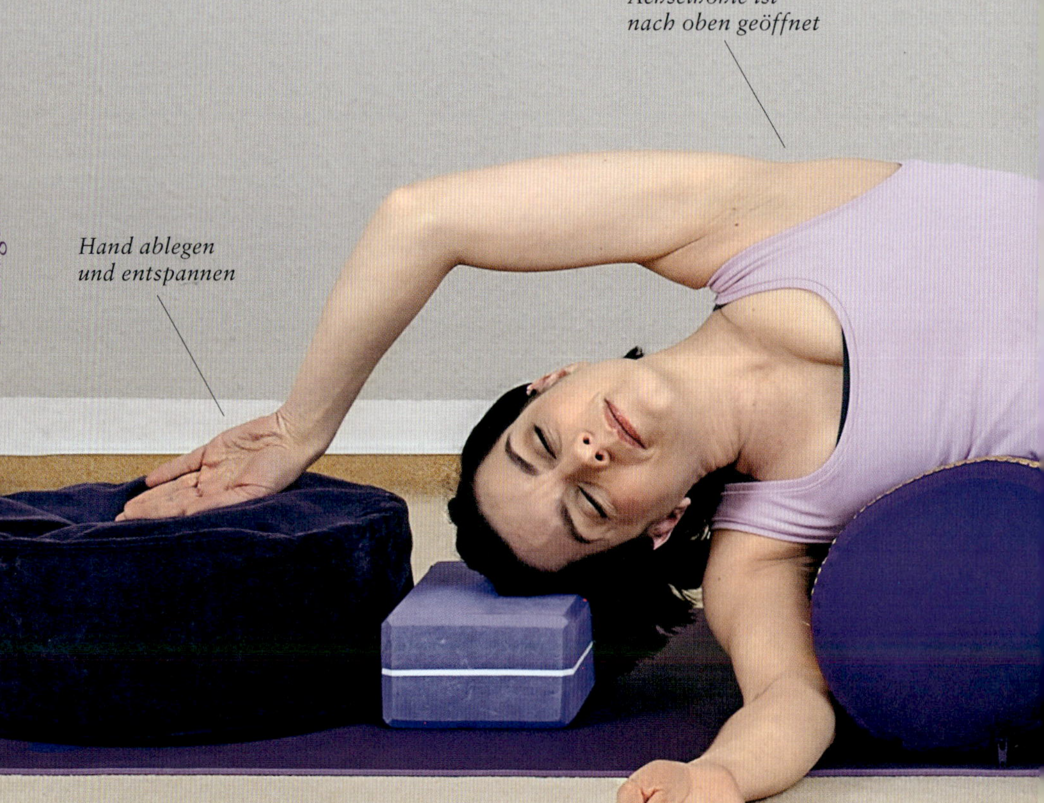

FASZIENSTRÄNGE

HILFSMITTEL

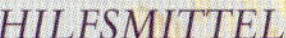

Bolster, festes Kissen oder Klotz, ein bis zwei dicke Kissen

WIRKUNG

- dehnt die Laterallinie und die Taille
- weitet Zwischenrippenmuskeln, dehnt Zwerchfell
- entlastet die Schultern und den Kopf

A Halbmond · Seitlage über der Rolle

- Mit der rechten Hüfte neben das Bolster setzen
- rechter Fuß berührt den linken Oberschenkel
- Oberkörper mit der Taille über das Bolster legen
- rechten Arm am Boden im rechten Winkel nach vorne strecken
- linken Arm über dem Ohr und den Kopf auf einem Kissen ablegen
- Achselhöhle nach oben öffnen
- Seite wechseln

B Variante mit Hilfsmittel

- Bolster liegt unter der Taille
- festes Kissen oder Klotz unter den Kopf legen (Schulter liegt unbedingt am Boden oder nur leicht erhöht)
- ein bis zwei dicke Kissen unter den oberen Arm/die Hand legen

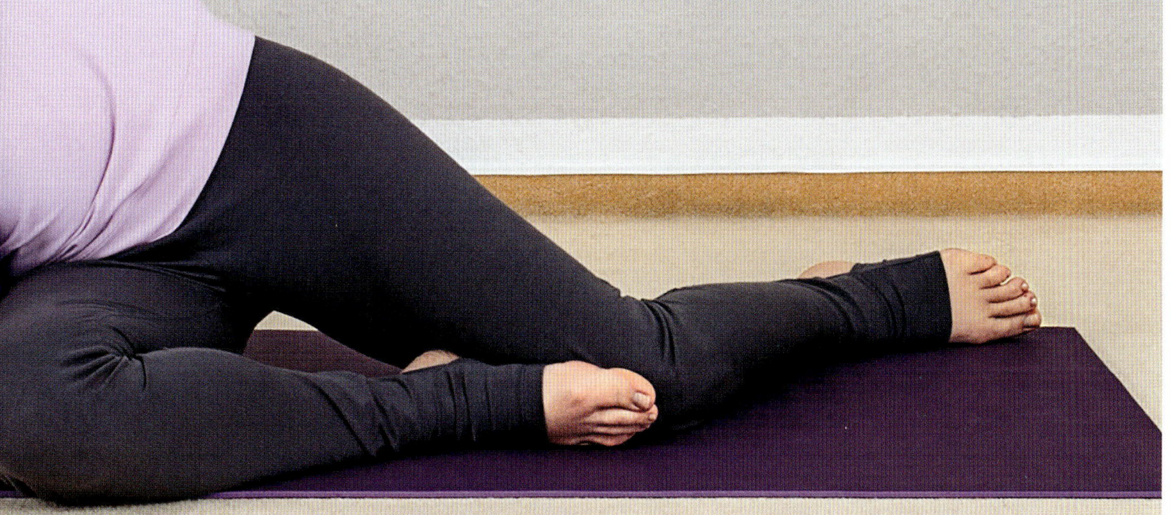

A Libelle über die Seite

Meridiane GB, L, HZ, LU

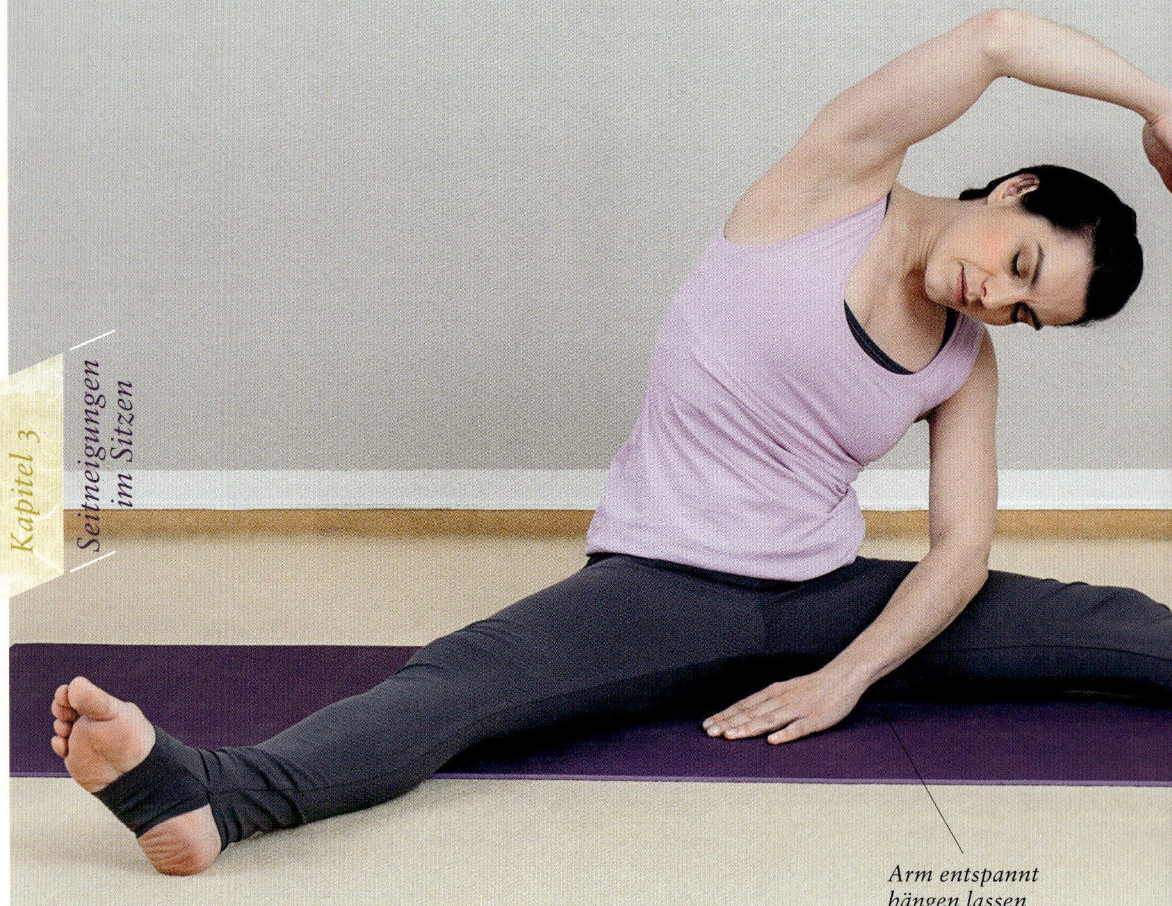

Arm entspannt hängen lassen

FASZIENSTRÄNGE

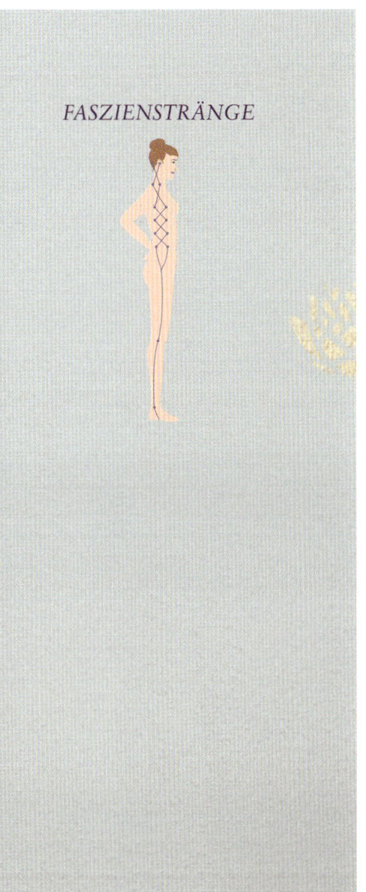

HILFSMITTEL

Bolster oder zwei bis vier Kissen gestapelt

WIRKUNG

* *dehnt die Laterallinie und die Taille*
* *öffnet den seitlichen Brustkorb*
* *dehnt die Beininnenseiten*

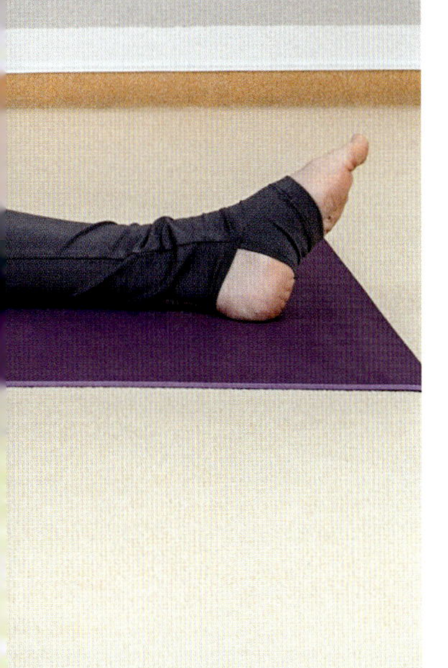

A Libelle über die Seite

- *Aufrecht sitzend die Beine weit grätschen*
- *Oberkörper nach links neigen und Kopf hängen lassen*
- *rechten Arm über dem Ohr und Kopf nach oben strecken und dann hängen lassen*
- *linken Unterarm entspannt auf dem Bein ablegen oder locker nach unten hängen lassen*
- *Oberkörper und Kopf so gut es geht locker lassen und entspannen*
- *Beine und Füße nach innen oder außen fallen lassen und entspannen*
- *Seite wechseln*

B Variante **mit Bolster**

- *Bolster diagonal auf eine rutschfeste Matte legen und Kopf darauf ablegen*

C Variante **mit Kissen**

- *Zwei bis vier Kissen gestapelt auf Bein oder Boden legen und Kopf und Handrücken darauf ablegen*

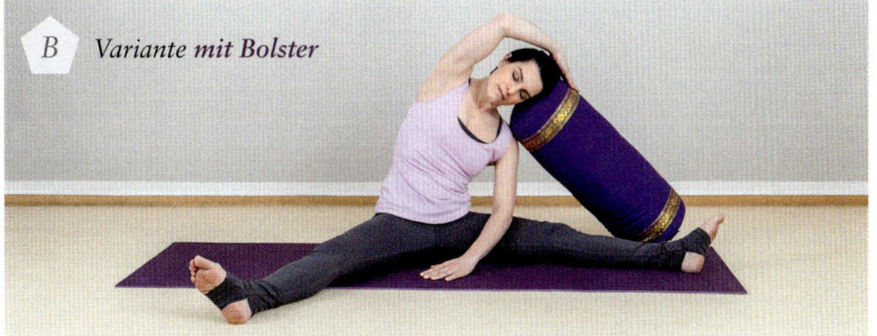

B *Variante* ***mit Bolster***

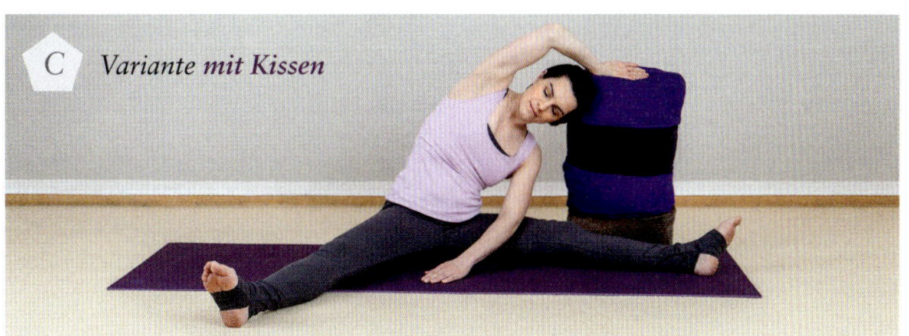

C *Variante* ***mit Kissen***

A Halber Schmetterling über die Seite

Meridiane GB, L, HZ, LU

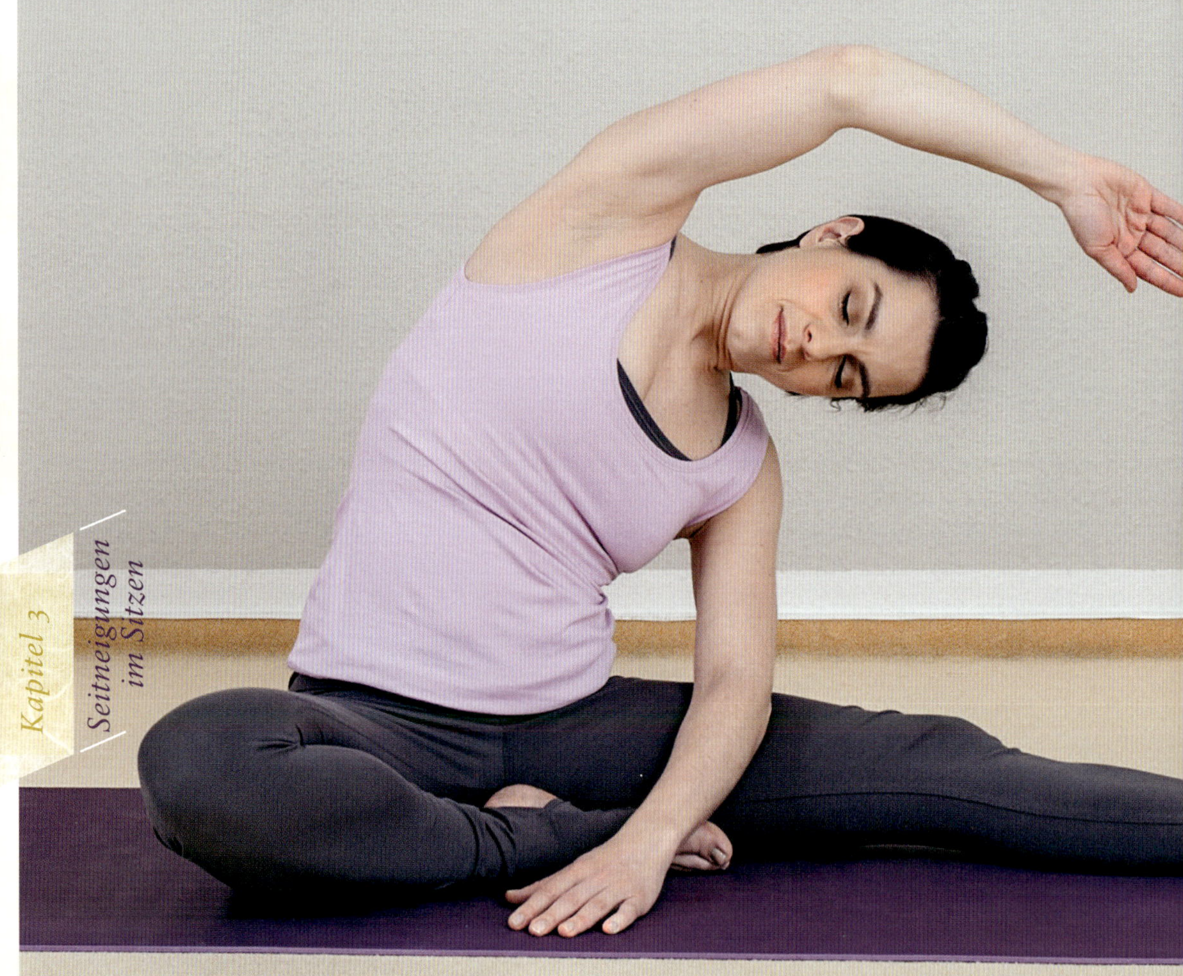

HILFSMITTEL

Zwei bis vier Kissen oder Bolster

WIRKUNG

* *dehnt die Laterallinie und die Taille*
* *öffnet den seitlichen Brustkorb*
* *dehnt die Beininnenseiten und entspannt die Hüfte*

A

Halber Schmetterling über die Seite

- *Aufrecht sitzend die Beine weit grätschen*
- *rechtes Bein anwinkeln*
- *Oberkörper nach links neigen und Kopf hängen lassen*
- *rechten Arm über dem Ohr und Kopf nach oben strecken und dann hängen lassen*
- *linken Unterarm entspannt auf dem Bein ablegen oder locker nach unten hängen lassen*
- *Oberkörper und Kopf so gut es geht locker lassen und entspannen*
- *Beine und Füße nach innen oder außen fallen lassen und entspannen*
- *Seite wechseln*

B *Variante* ***mit Kissen***

- *Zwei bis vier Kissen gestapelt auf Bein oder Boden legen und Kopf und Handrücken darauf ablegen*

C *Variante* ***mit Bolster***

- *Bolster diagonal auf eine rutschfeste Matte legen und Kopf darauf ablegen*

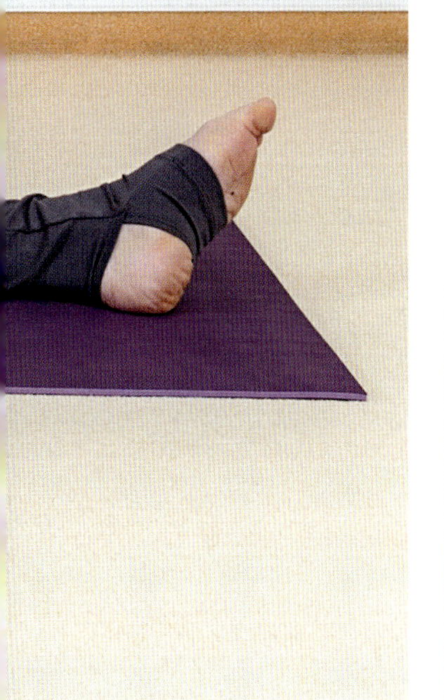

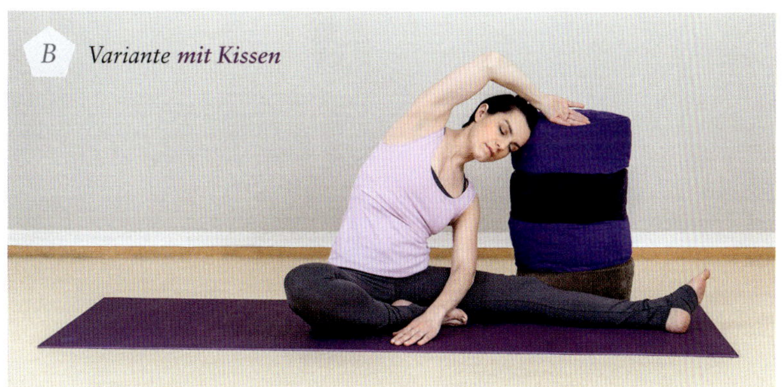

B *Variante* ***mit Kissen***

A Krokodil · Einfacher Korkenzieher

Meridiane GB, B, LU HZ

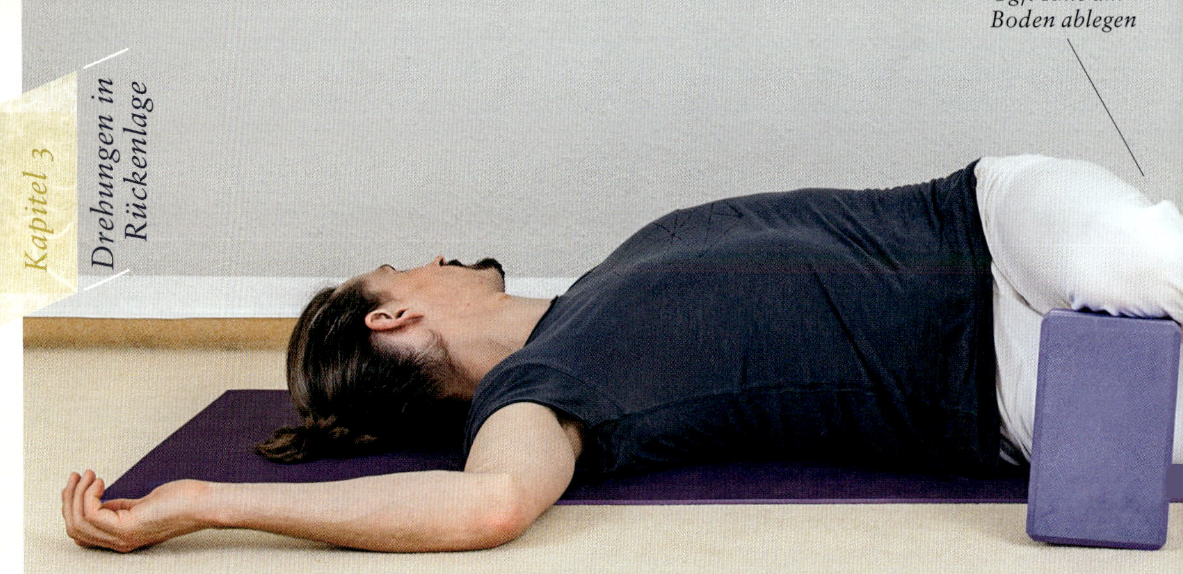

FASZIENSTRÄNGE

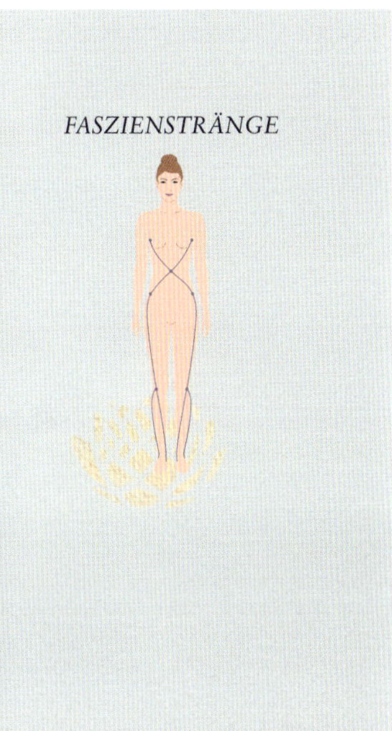

HILFSMITTEL

Festes Kissen oder Klotz, eventuell Augenkissen

WIRKUNG

- *dehnt die Spirallinie, den unteren Rücken und die große Rückenfaszie sowie das Gesäß*
- *wirkt entgiftend*

A Krokodil · Einfacher Korkenzieher

- *In Rückenlage mit aufgestellten Beinen das Gesäß einige Zentimeter nach links bewegen*
- *Knie zum Bauch ziehen und abgewinkelt nach rechts ablegen*
- *Arme zur Seite ausstrecken, alternativ in U-Form legen*
- *Gesicht nach oben oder nach links drehen*
- *Hüfte, Arme und Nacken entspannen*
- *Seite wechseln*

B *Variante* **mit Hilfsmitteln**

- *Bolster oder Klotz unter das obere Knie (oder unter beide Knie) legen*

C *Variante* **mit gekreuzten Beinen**

- *In Rückenlage mit aufgestellten Beinen das Gesäß einige Zentimeter nach links bewegen*
- *linkes Knie über das rechte schlagen und beide Beine nach rechts ablegen*
- *Arme zur Seite ausstrecken, alternativ in U-Form legen*
- *Gesicht nach oben oder nach links drehen*
- *Hüfte, Arme und Nacken entspannen*
- *Seite wechseln*

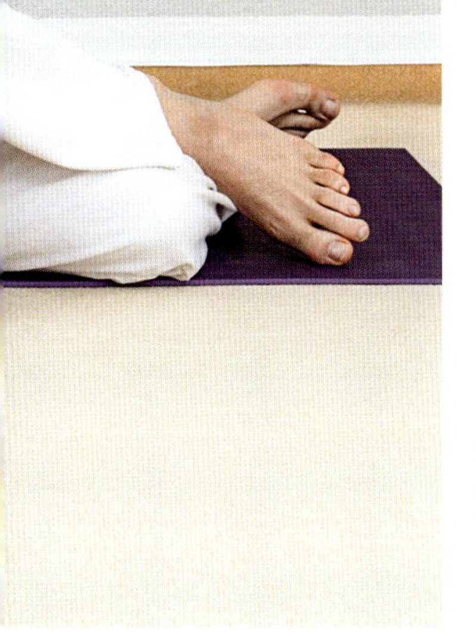

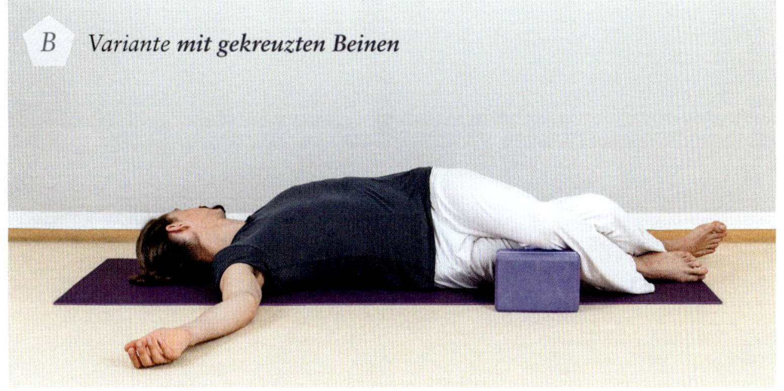

B *Variante* **mit gekreuzten Beinen**

A

Katzenschwanzdrehung

Meridiane GB, MA, MI, HZ

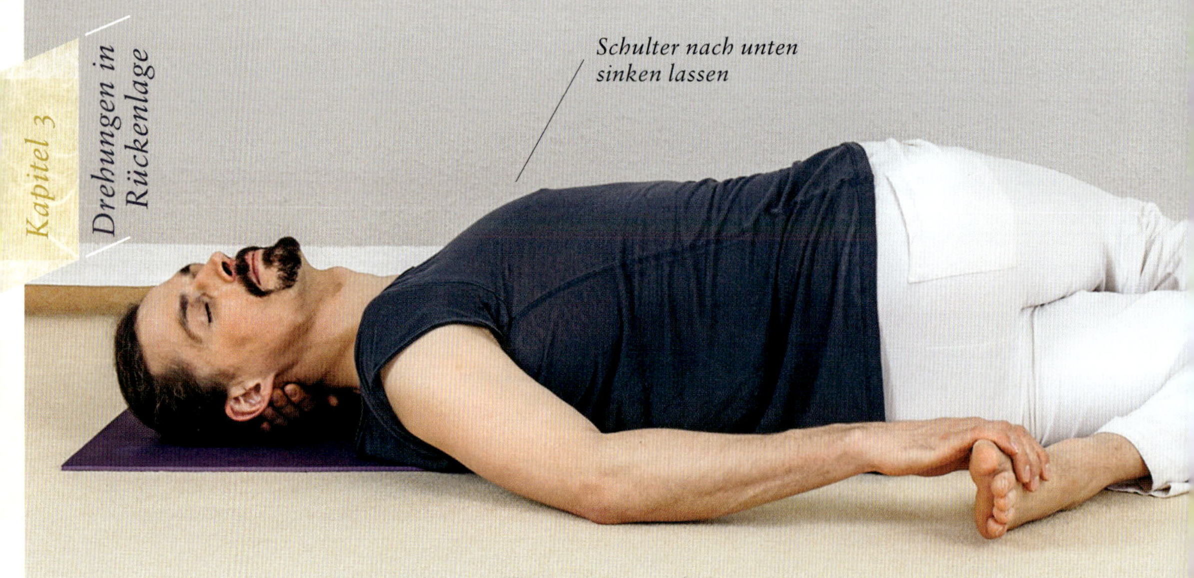

FASZIENSTRÄNGE

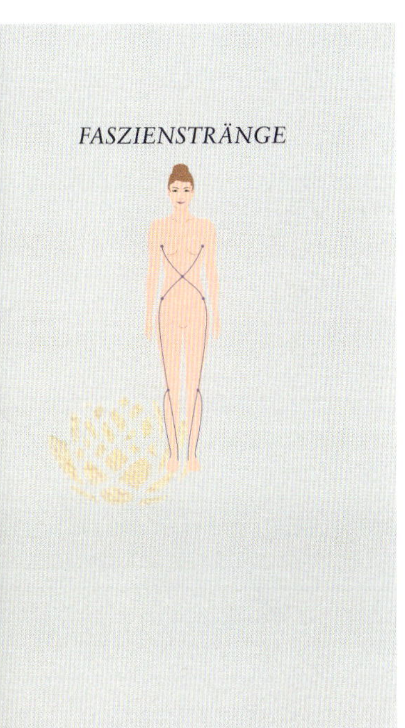

HILFSMITTEL

Gurt, Bolster, Decke, Kissen

WIRKUNG

* dehnt die Spirallinie und den Brustmuskel, entlastet die Schulter
* dreht angenehm die Wirbelsäule
* dehnt das Gesäß und mobilisiert die Hüfte

A Katzenschwanzdrehung

- In linker Seitenlage das rechte Bein nach vorne anwinkeln und vor dem Körper ablegen
- linkes (unteres) Bein weit nach hinten schieben und anwinkeln
- mit der rechten Hand den linken Fußrücken greifen
- linker Arm liegt angewinkelt entspannt unter dem Kopf oder nach oben ausgestreckt
- Oberkörper vorsichtig so weit wie möglich nach hinten (rechts) drehen, bis eine Dehnung von der Schulter über den Brustkorb zu spüren ist
- Schulter, Hüfte und Beine entspannen
- Seite wechseln

B Variante **mit Kissen**

- Kissen oder Decke unter den Kopf legen
- Kissen unter das obere Knie legen

C Variante **mit Gurt**

- Gurt um den Fuß legen und mit der Hand doppelt umfassen und halten
- Decke, Bolster oder Kissen in den Rücken legen
- Schulter unterpolstern

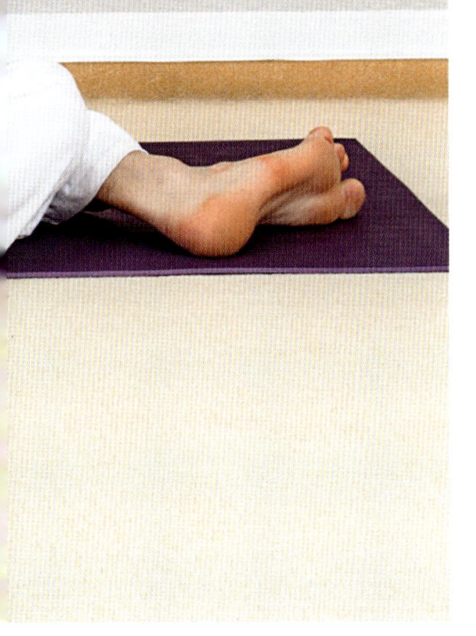

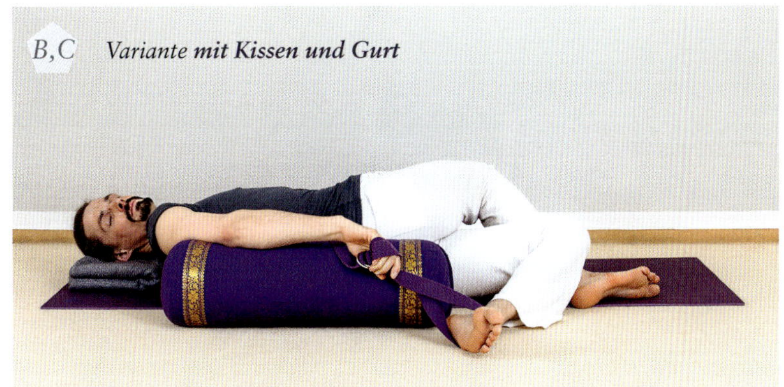

B,C Variante **mit Kissen und Gurt**

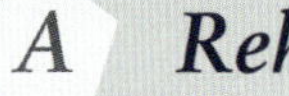

Reh

Meridiane GB, L, NI, B

Arm entspannt ablegen

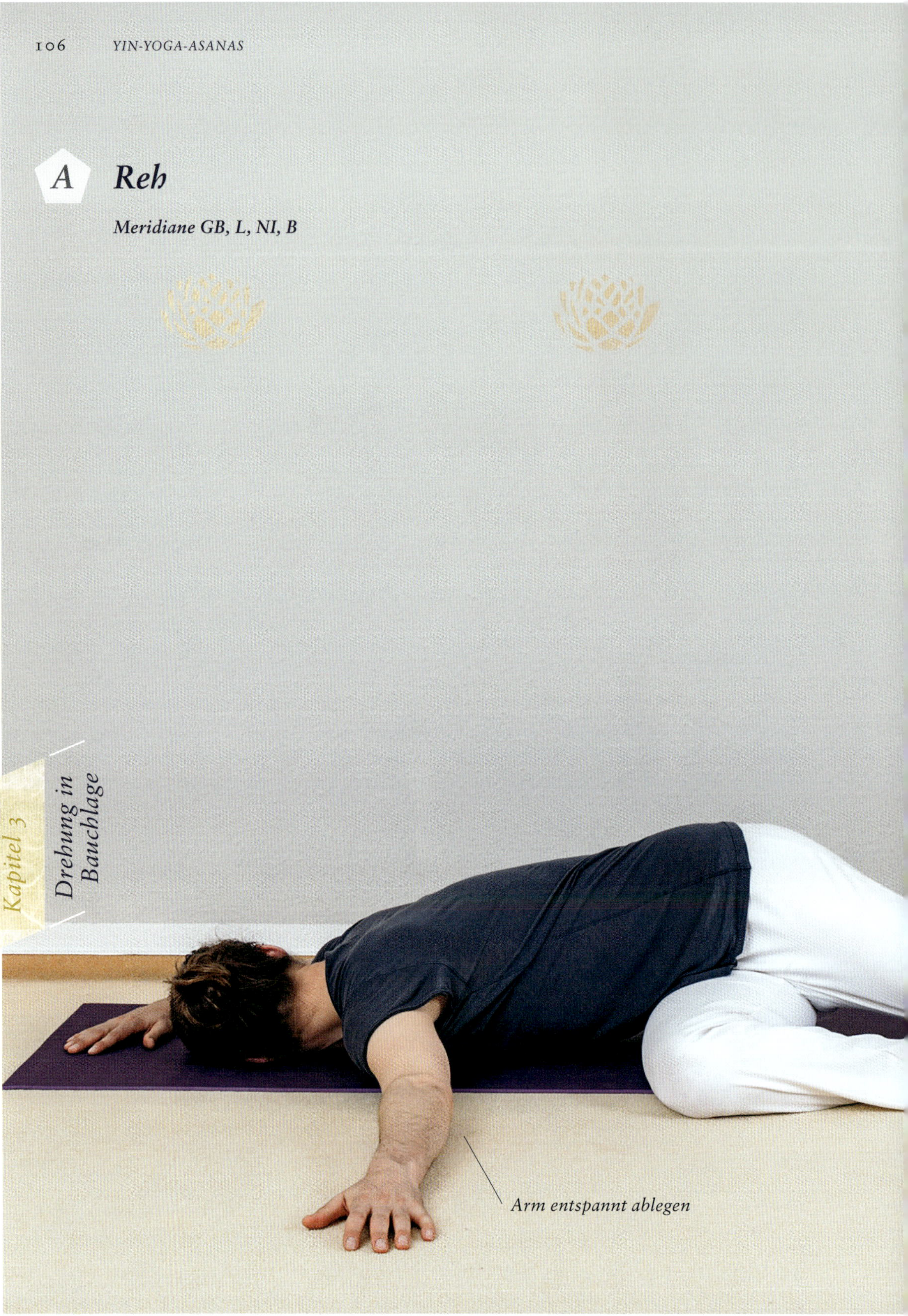

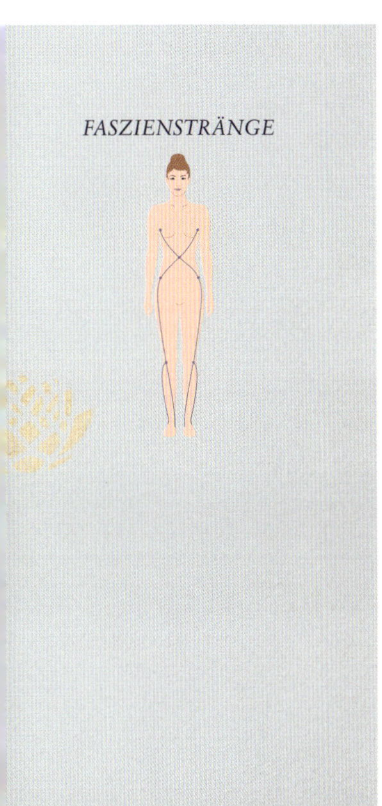

HILFSMITTEL

Bolster, Klotz

WIRKUNG

- *dehnt den Oberkörper mit der Spirallinie über die Hüfte bis in den Oberschenkel*
- *öffnet die Hüftgelenke*

A Reh

- *Aufrechte Sitzhaltung, Beine nach links neben das Gesäß anwinkeln*
- *Rechter Fuß berührt den rechten Oberschenkel*
- *Oberkörper weit nach rechts drehen und nach vorne über den rechten Oberschenkel ablegen*
- *Blick geht nach rechts*
- *Hände unter den Kopf legen oder zur Seite ausstrecken*
- *Oberkörper, Hüfte und Beine entspannen*
- *Seite wechseln*

B *Variante* ***mit Bolster***

- *Bolster längs mittig unter den Oberkörper legen, Arme auf oder neben der Rolle ablegen*

C *Variante* ***mit Bolster und Klotz***

- *Bolster längs mittig unter den Oberkörper legen, Klotz unter das vordere Ende stellen, damit man das Bolster mit den Armen umschlingen kann*

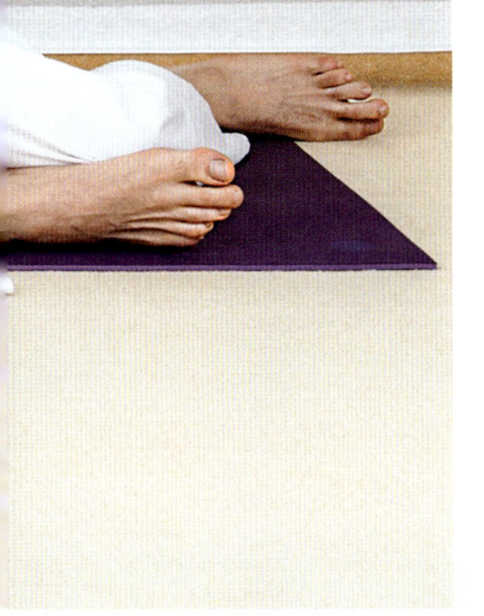

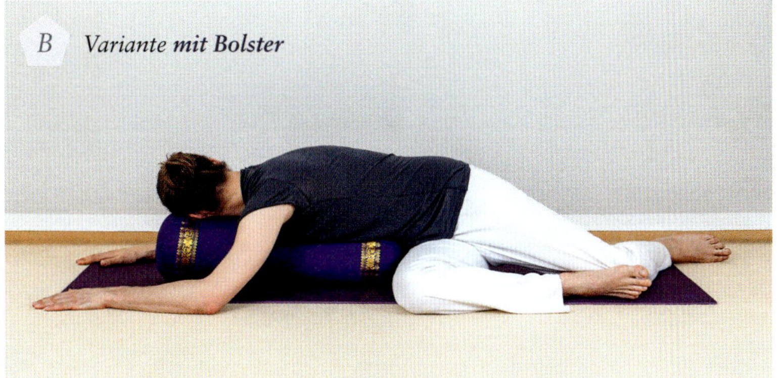

B *Variante* ***mit Bolster***

A Gedrehter Frosch

Meridiane GB, L, NI, MA, HZ

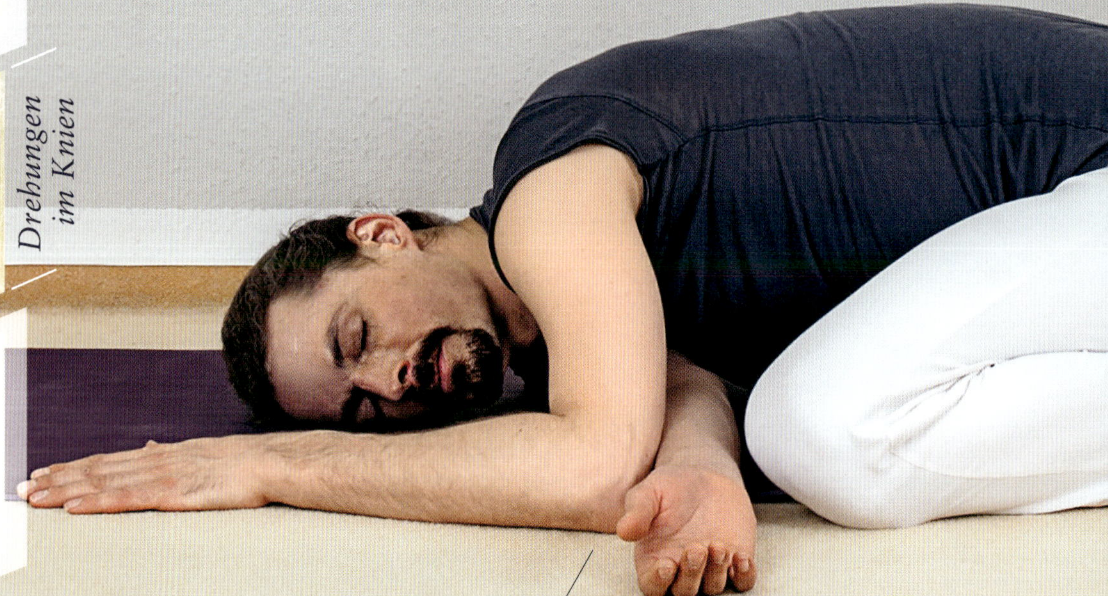

HILFSMITTEL

Klotz oder Kissen, gefaltete Decke oder kleines Kissen

WIRKUNG

* *dehnt Spirallinie, Gesäß, Oberschenkelinnenseiten, unteren Rücken, Schultern*
* *entlastet und öffnet die Hüfte, entlastet die Leisten*

A

Gedrehter Frosch

- *Fersensitz einnehmen und auf den Füßen sitzend die Knie weit öffnen*
- *mit dem linken Arm nach vorne gleiten und den rechten im rechten Winkel unter dem Oberkörper langsam ablegen und entspannt einsinken*
- *gegebenenfalls linke Hand nach hinten auf dem Rücken ablegen*
- *Blick geht nach links*
- *Hüfte, Oberschenkel, Kopf, Schultern, Ellenbogen, Hände und Kiefer entspannen*
- *gegebenenfalls Füße nach außen neben das Gesäß bringen und das Gewicht noch weiter sinken lassen*
- *Seite wechseln*

B *Variante* ***mit Hilfsmitteln***

- *Klotz oder Kissen unter das Gesäß oder Schambein legen*
- *gefaltete Decke oder kleines Kissen unter die Schulter oder den Kopf legen*

C *Variante* ***mit Hilfsmitteln***

- *festes Kissen unter den Bauch legen*
- *gefaltete Decke oder Kissen unter den Kopf legen*

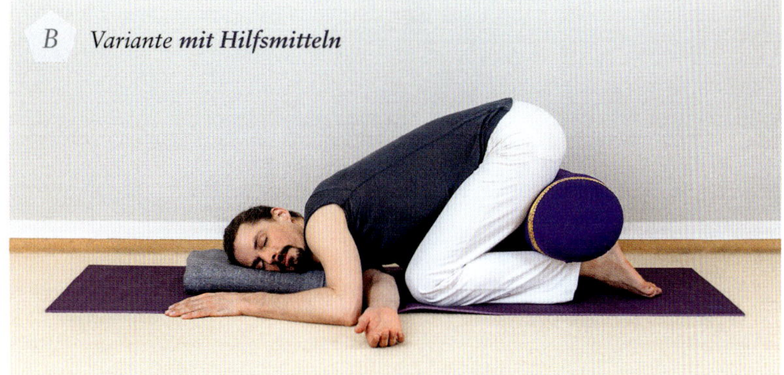
B *Variante* ***mit Hilfsmitteln***

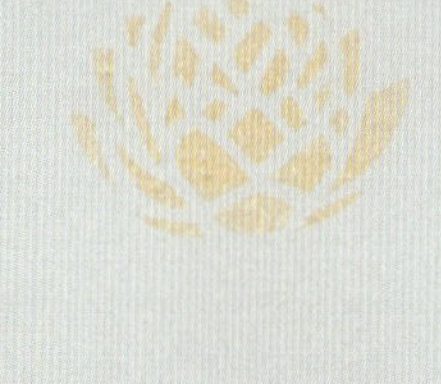

A Nadelöhr im Vierfüßlerstand

Meridiane GB, B, LU, HZ

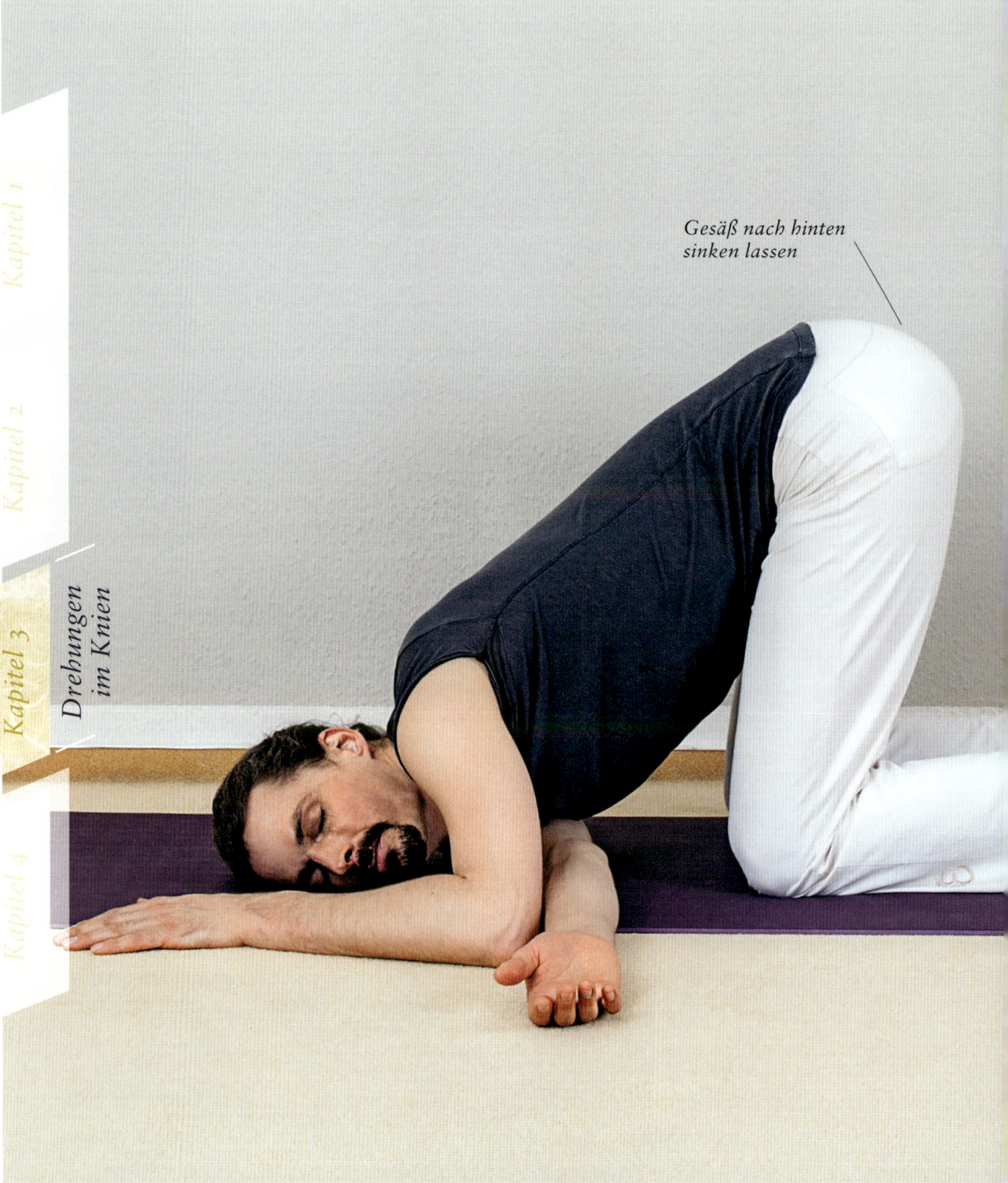

Gesäß nach hinten sinken lassen

HILFSMITTEL

gefaltete Decke unter die Schulter oder den Kopf legen

WIRKUNG

- *dehnt die Spirallinie*
- *dehnt das Gesäß, entlastet und öffnet die Hüfte*
- *dehnt und entspannt den unteren Rücken und die Schultern*

A Nadelöhr im Vierfüßlerstand

- *Vierfüßlerstand einnehmen*
- *rechten Arm im rechten Winkel unter der linken Schulter durchführen und Oberkörper langsam ablegen und entspannt einsinken*
- *linken Unterarm entspannt etwas nach vorne ablegen*
- *Blick geht nach links*
- *Gesäß bleibt oben, zieht aber sanft den Rücken nach hinten in die Länge*
- *Hüfte, Oberschenkel, Kopf, Schultern, Ellenbogen, Hände und Kiefer entspannen*
- *Seite wechseln*

B *Variante* **mit Kissen**

- *Dickes Kissen unter das Gesäß zwischen Ober- und Unterschenkel legen*
- *gefaltete Decke unter die Schulter oder den Kopf legen*

C *Variante* **mit Bolster**

- *Bolster oder dickes Kissen unter das Gesäß zwischen Ober- und Unterschenkel legen*

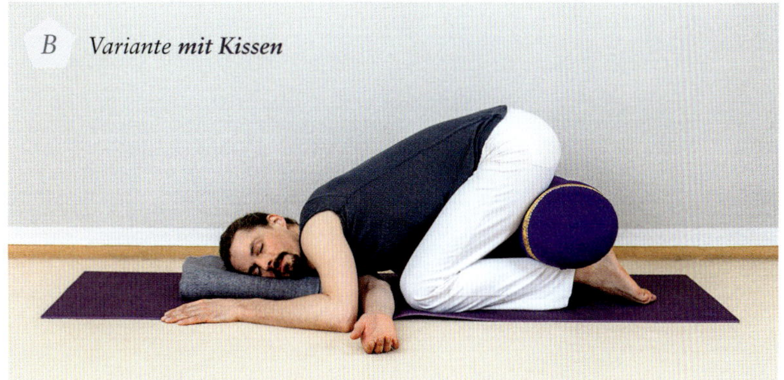

B *Variante* **mit Kissen**

A Klassischer Drehsitz

Meridiane GB, L, NI, B

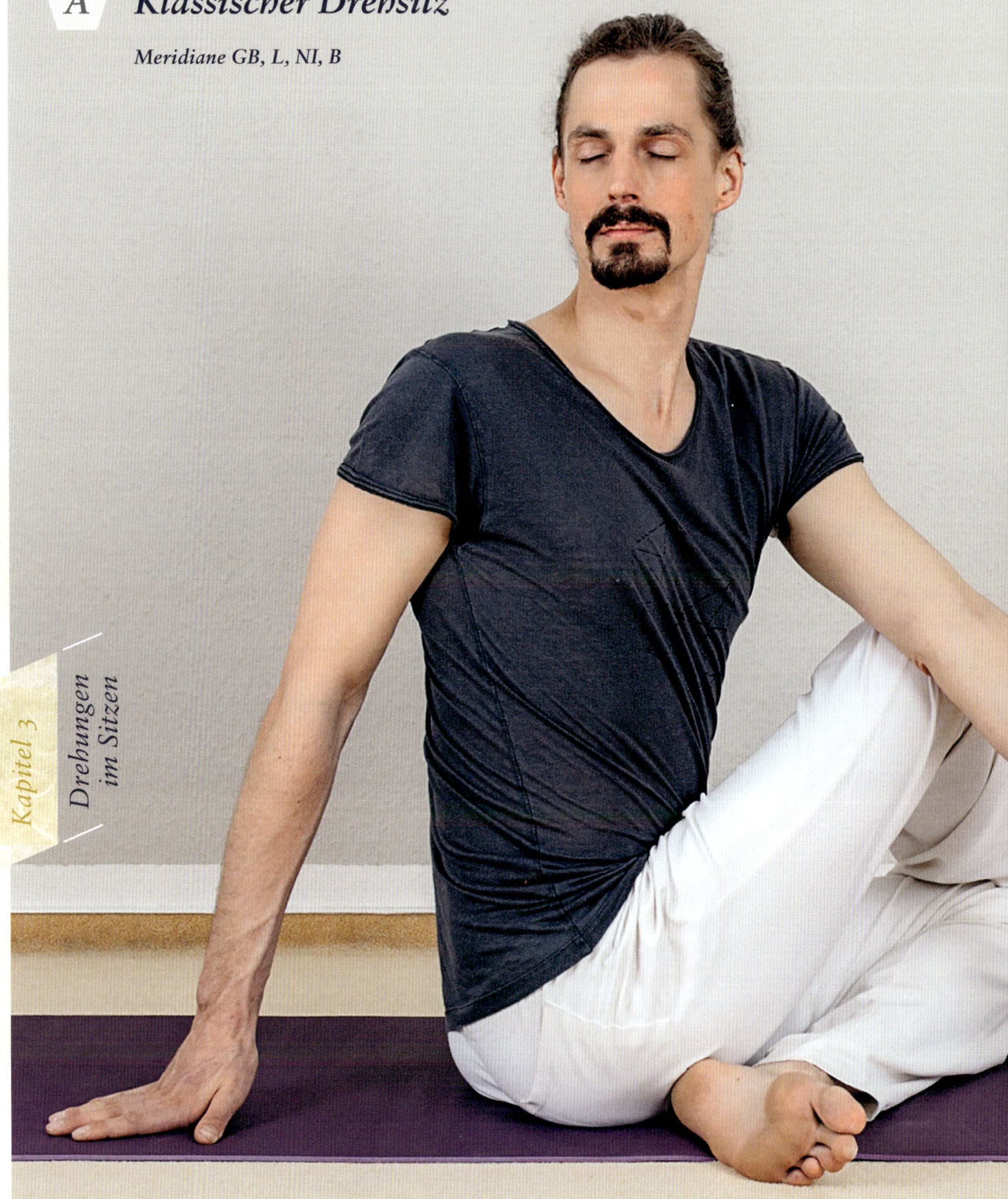

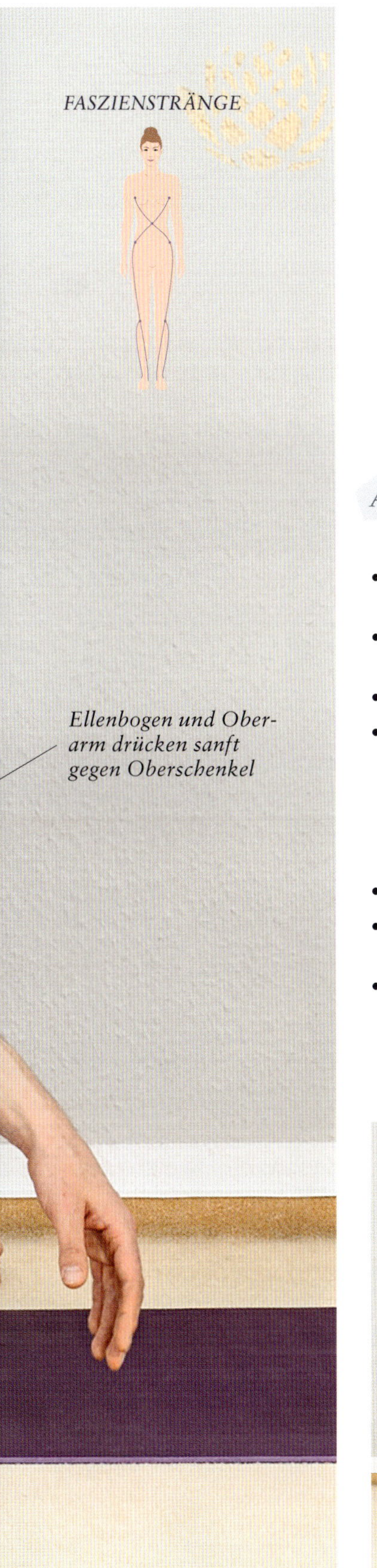

Ellenbogen und Oberarm drücken sanft gegen Oberschenkel

HILFSMITTEL

Klotz, Kissen oder gefaltete Decke

WIRKUNG

- *dehnt die gesamte Spirallinie und den unteren Rücken*
- *entlastet und mobilisiert die Hüftgelenke*

A Klassischer Drehsitz

- *Aufrechte Sitzhaltung einnehmen, Beine ausgestreckt*
- *rechten Fuß auf der linken Seite des linken Knies aufstellen*
- *linkes Bein anwinkeln*
- *Oberkörper sanft nach rechts drehen und den linken Arm wie einen Keil am rechten Oberschenkel verankern, mit dem Ellenbogen und/oder Oberarm gegen den Oberschenkel drücken*
- *Blick geht nach rechts*
- *Hüfte, unteren Rücken, Schultern und Nacken entspannen*
- *Seite wechseln*

B *Variante* Halber Drehsitz

- *Linkes Bein nicht anwinkeln, sondern ausgestreckt lassen*

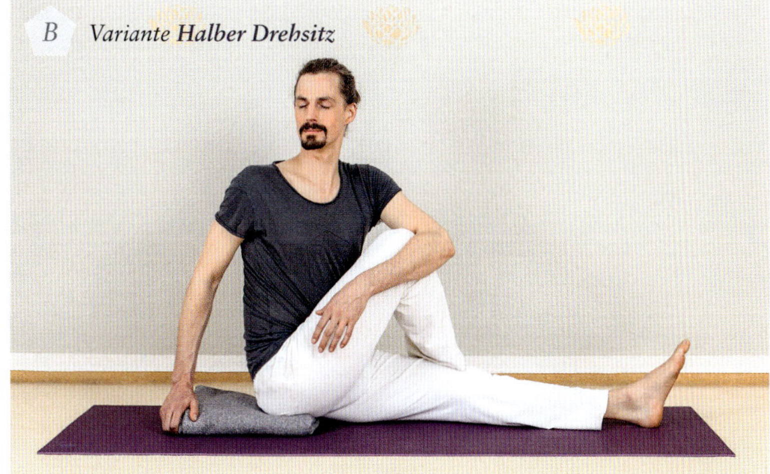
B *Variante* **Halber Drehsitz**

C Variante Reh

Meridiane GB, L, NI, B

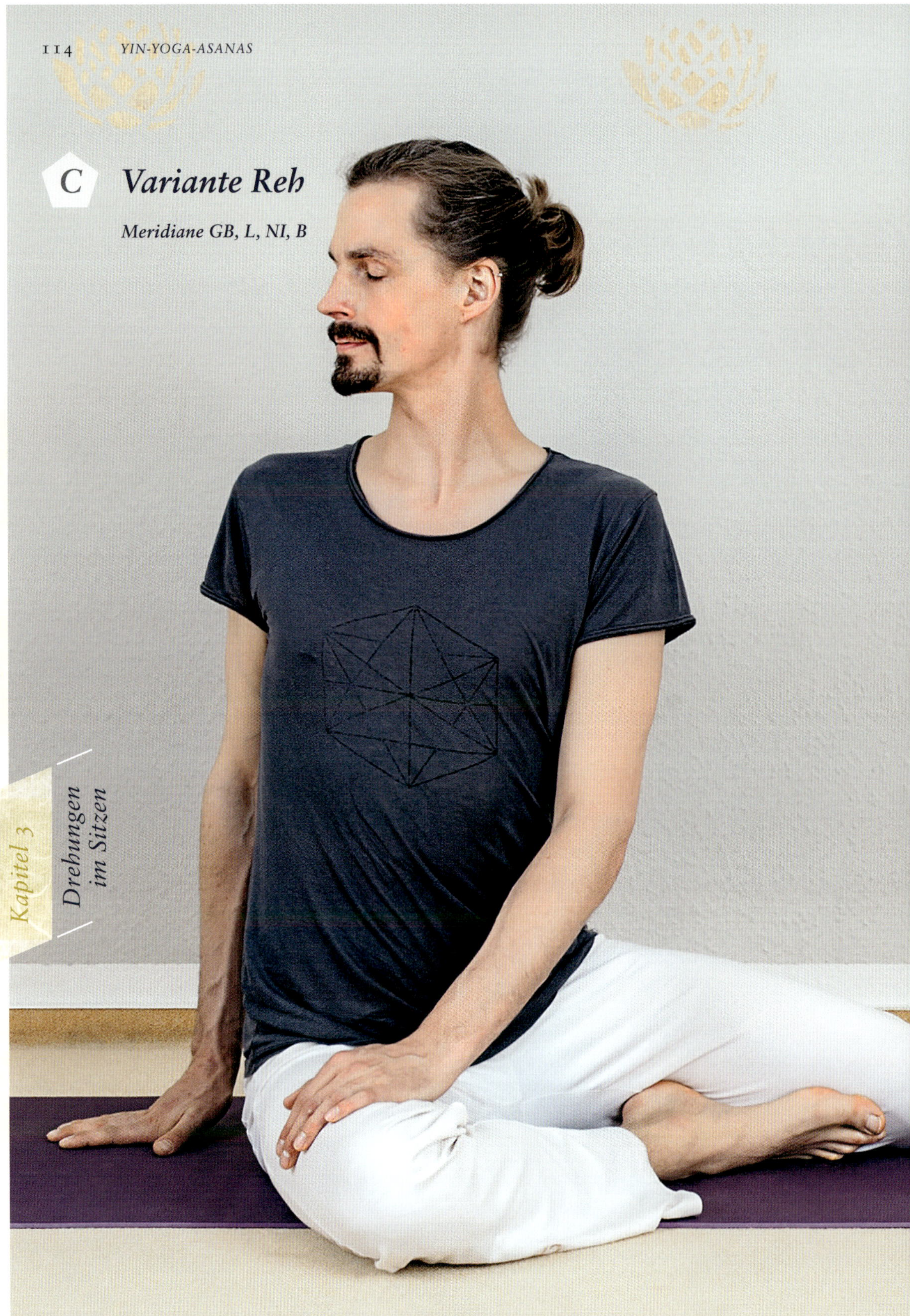

FASZIENSTRÄNGE

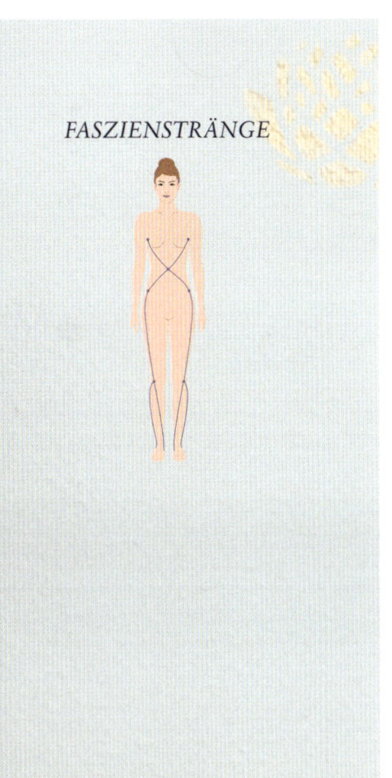

HILFSMITTEL

Klotz, Kissen oder gefaltete Decke

WIRKUNG

* dehnt die gesamte Spirallinie und den unteren Rücken
* entlastet und mobilisiert die Hüftgelenke

C Variante **Reh**

- Aufrechte Sitzhaltung einnehmen
- beide Beine anwinkeln und nach rechts ablegen, rechter Fuß berührt den linken Oberschenkel
- Oberkörper sanft nach rechts drehen, dabei mit der linken Hand das rechte Knie fassen und die rechte Hand unter der rechten Schulter aufstellen
- Blick geht nach rechts über die Schulter
- Hüfte, unteren Rücken, Schultern und Nacken entspannen
- Seite wechseln

D Variante **Schnürsenkel**

- Vom Vierfüßlerstand aus rechtes Bein vor das linke kreuzen, Füße weit auseinander legen
- mit dem Gesäß zwischen die Füße setzen
- Oberkörper langsam nach rechts drehen
- mit der linken Hand das rechte Knie fassen und die rechte Hand nach hinten um den Rücken legen oder absetzen
- Hüfte, Oberschenkel, Kopf, Schultern, Nacken und Kiefer entspannen
- Seite wechseln

E Variante **Schnürsenkel mit Kissen**

- Klotz, Kissen oder gefaltete Decke unter das Gesäß legen

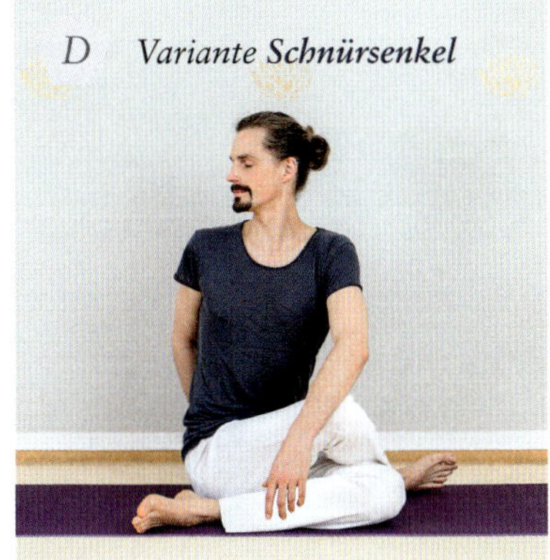

D Variante **Schnürsenkel**

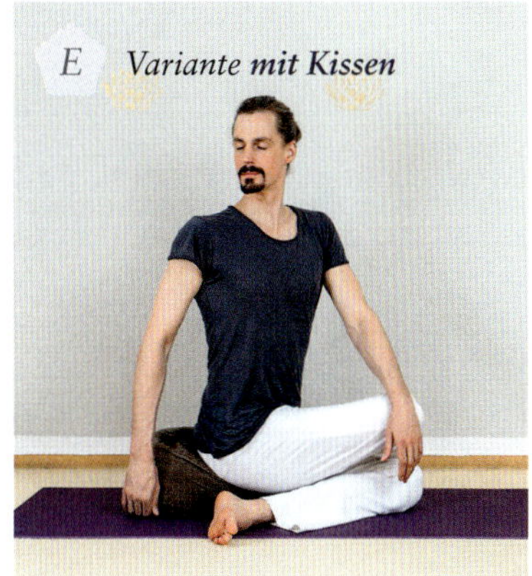

E Variante **mit Kissen**

Für die Füße

Meridiane B, L, GB, NI, MI, MA

Die folgenden beiden Haltungen haben es wirklich in sich und können am Anfang eventuell etwas schmerzhaft sein. Bitte nicht verzagen und Hilfsmittel nutzen. Ein regelmäßiges Üben schafft auf jeden Fall Linderung, der Schmerz lässt bald nach.

A Fersensitz

- *Im Fersensitz die Füße entspannt unter dem Gesäß nach hinten ablegen*
- *Hände hinter dem Gesäß aufstellen und langsam die Knie anheben, so gut es geht*
- *circa 1 bis 2 Minuten halten*

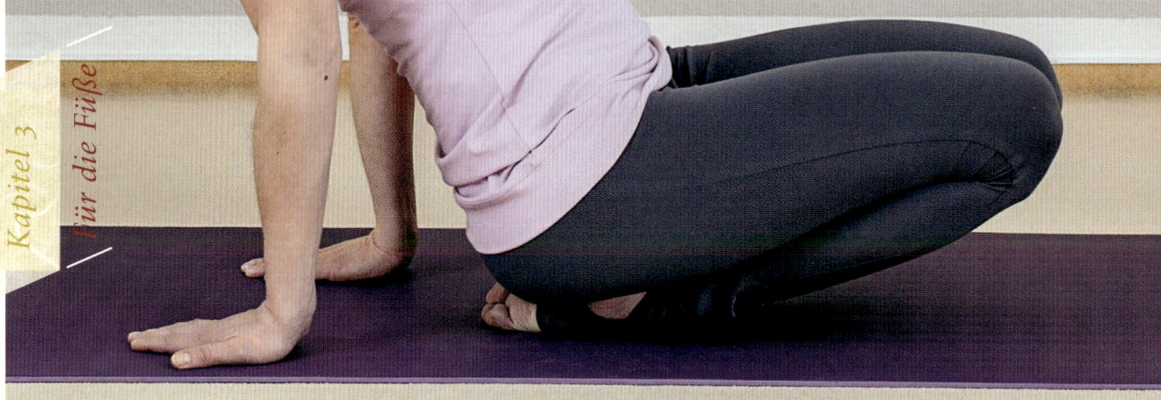

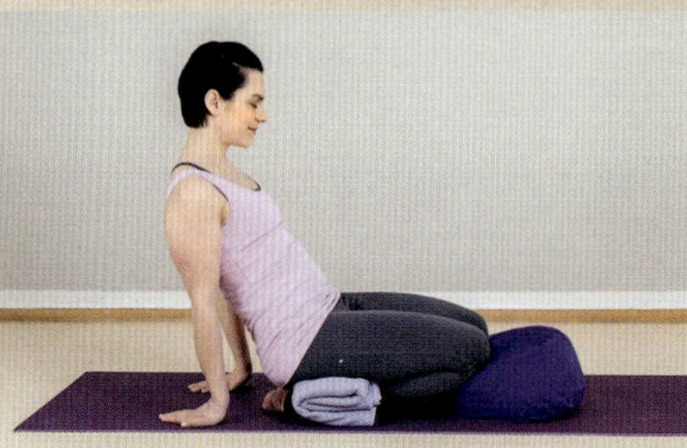

B Variante **Fersensitz mit Hilfsmitteln**

- *Kissen oder gefaltete Decke unter die Knie legen*
- *Decke oder Kissen zwischen Ober- und Unterschenkel legen*
- *eventuell Decke unter die Füße legen*

HILFSMITTEL

Kissen oder gefaltete Decke, eventuell kleiner Hocker oder Stuhl

WIRKUNG

* *große Fußfaszie wird gedehnt und stimuliert*
* *Durchblutung und Meridianfluss werden aktiviert*
* *dehnt Zehen und Spann und kräftigt die Fußgelenke*

C Zehensitz

- *Im Fersensitz die Zehen aufstellen und das Gewicht langsam mit aufgerichtetem Oberkörper auf die Füße sinken lassen*
- *Gewicht von den Zehen auf die Mitte in Richtung Ballen verlagern, gegebenenfalls mit den Händen vor den Knien abstützen*

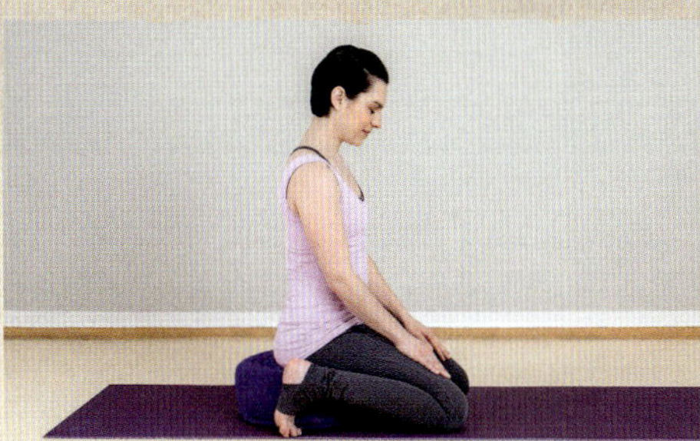

D Variante Zehensitz mit Hilfsmitteln

- *Kissen unter das Gesäß legen und Knie etwas öffnen*
- *oder auf einem kleinen Hocker oder Stuhl üben*

Für Arme und Schultern

A Kuhgesicht

Meridiane HZ, LU

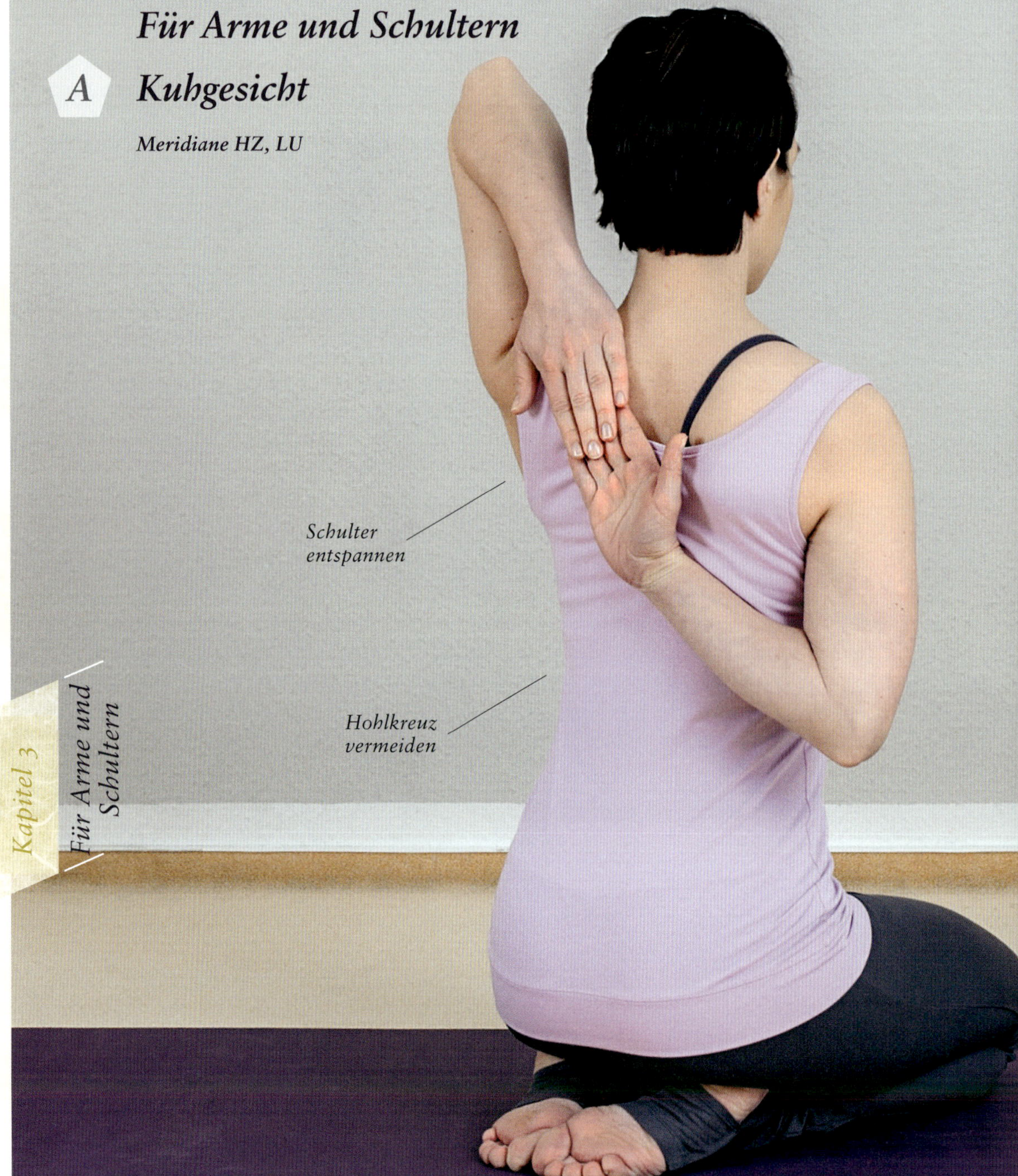

HILFSMITTEL

Gurt, Kissen

WIRKUNG

* *dehnt, mobilisiert, durchblutet und stärkt die Schultern und den Nacken*

A *Kuhgesicht*

- *Im Fersensitz linken Arm nach oben strecken und die Hand am Rücken zwischen den Schulterblättern ablegen*
- *mit der rechten Hand von unten versuchen, die linke Hand oder die Finger zu berühren oder zu umfassen*
- *Hohlkreuz vermeiden*
- *Kopf, Schultern und Nacken entspannen*
- *Seite wechseln*

B *Variante* ***mit Hilfsmitteln***

- *Gurt verlängert den Abstand, gut umgreifen*
- *Kissen unter das Gesäß legen*

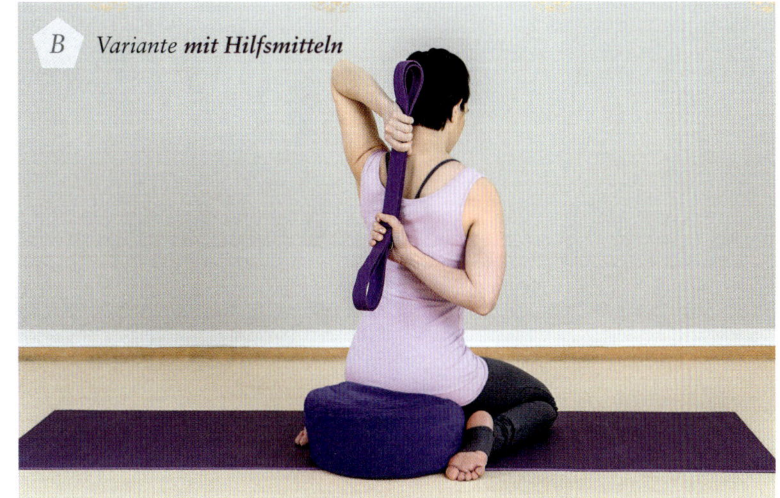

B *Variante* ***mit Hilfsmitteln***

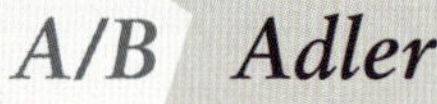

Adler

Meridiane HZ, LU

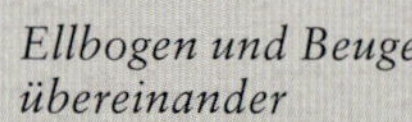

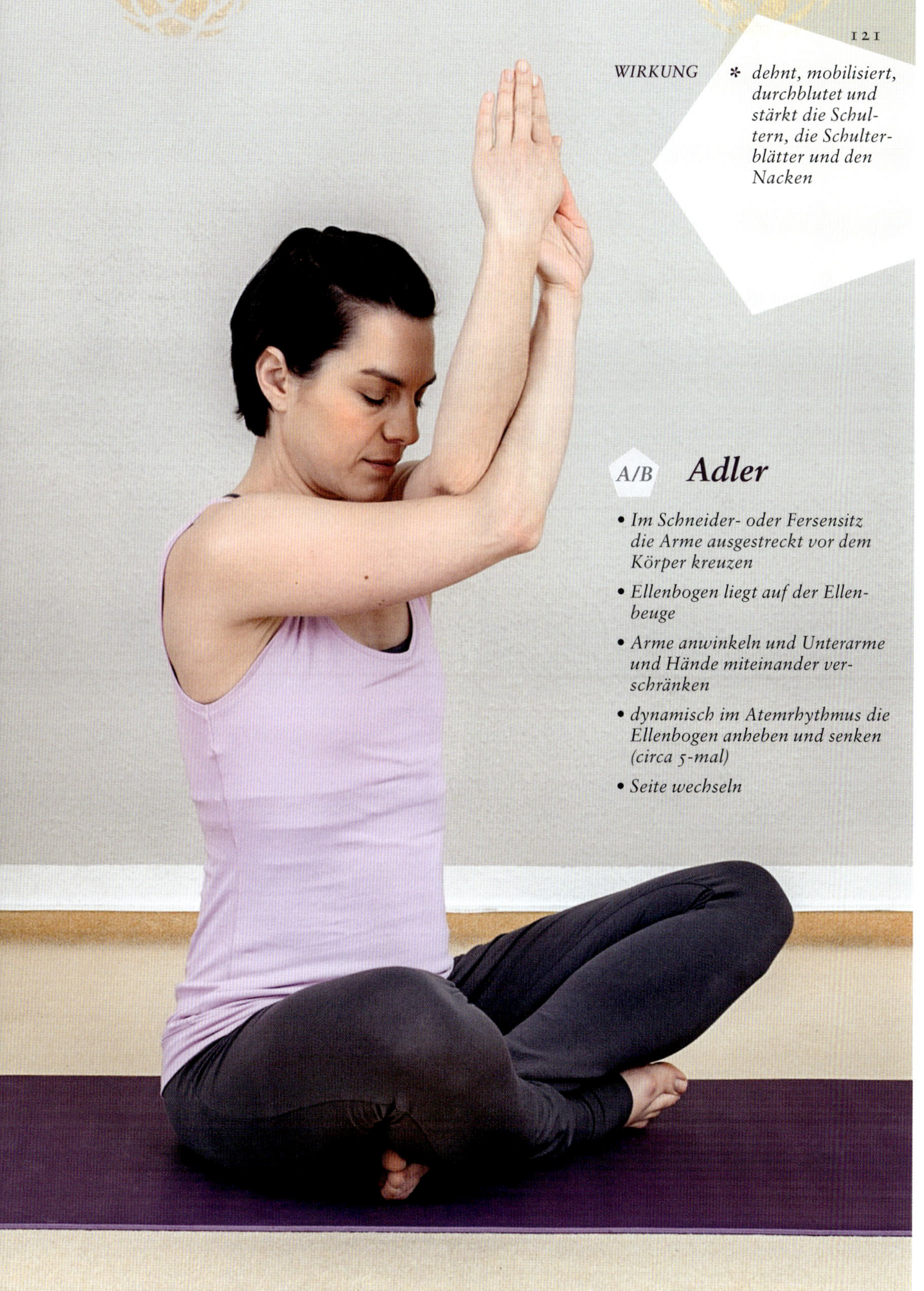

WIRKUNG * *dehnt, mobilisiert, durchblutet und stärkt die Schultern, die Schulterblätter und den Nacken*

A/B Adler

- *Im Schneider- oder Fersensitz die Arme ausgestreckt vor dem Körper kreuzen*
- *Ellenbogen liegt auf der Ellenbeuge*
- *Arme anwinkeln und Unterarme und Hände miteinander verschränken*
- *dynamisch im Atemrhythmus die Ellenbogen anheben und senken (circa 5-mal)*
- *Seite wechseln*

Ausgleichende Asanas

A/B *Scheibenwischer 1*

- *Sitzend mit aufgestellten Beinen nach hinten lehnen und auf den Unterarmen abstützen*
- *Knie langsam nach rechts und links bewegen, je 3 bis 5 Wiederholungen*

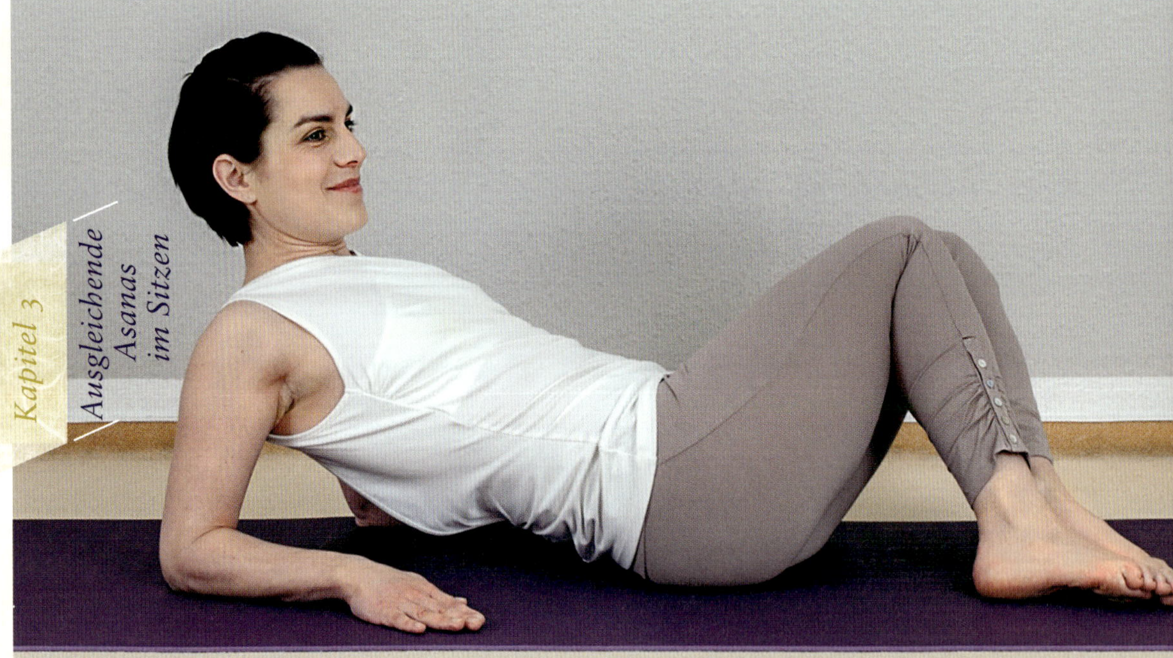

WIRKUNG * *entlastet das Becken und die Hüfte*

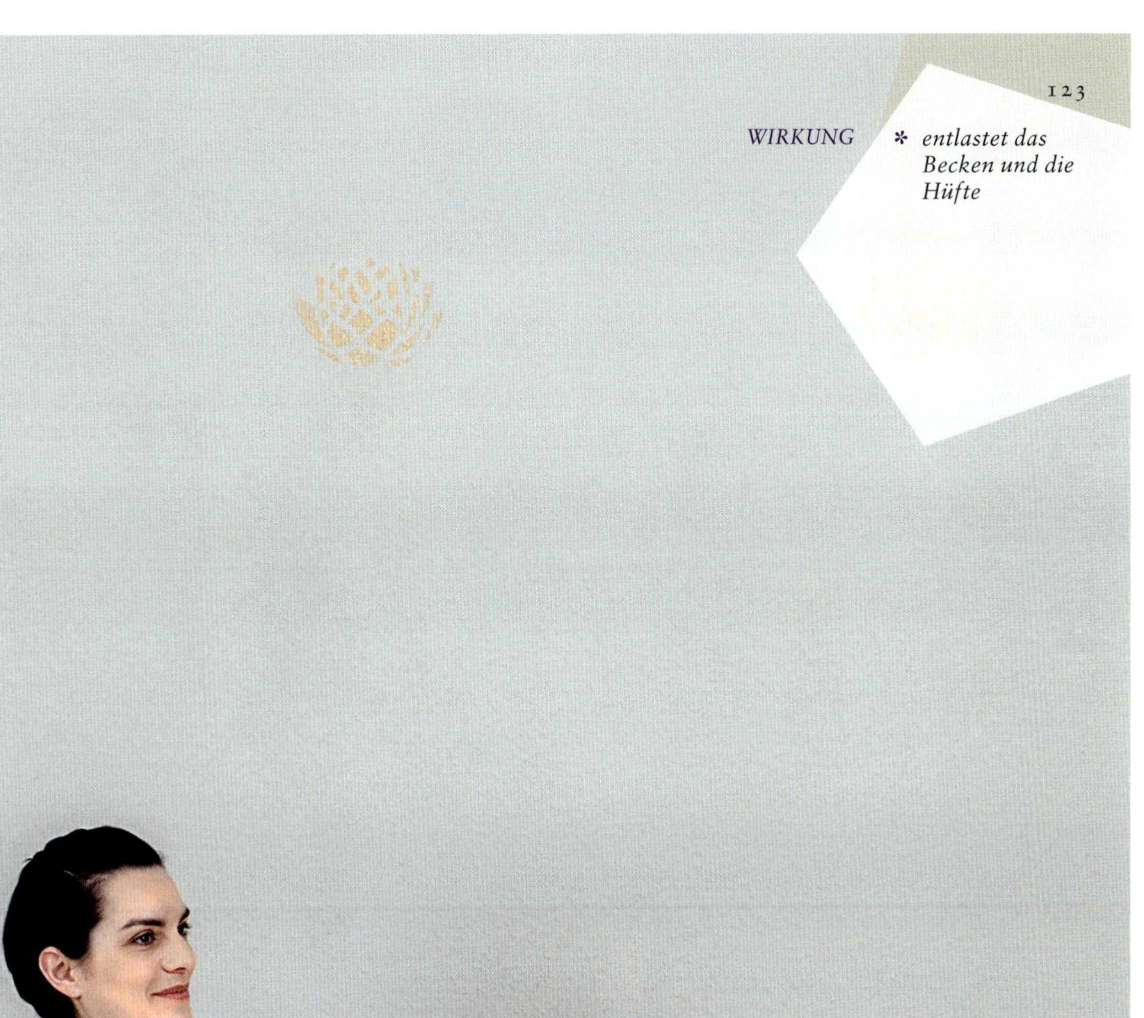

Ausrollen nach jeder Yin-Haltung

- *In Rückenlage die Knie heranziehen und gegebenenfalls mit den Armen umfassen*
- *Kopf leicht anheben*
- *sanft über Schulterblätter und Beckenkanten hin und her schaukeln*

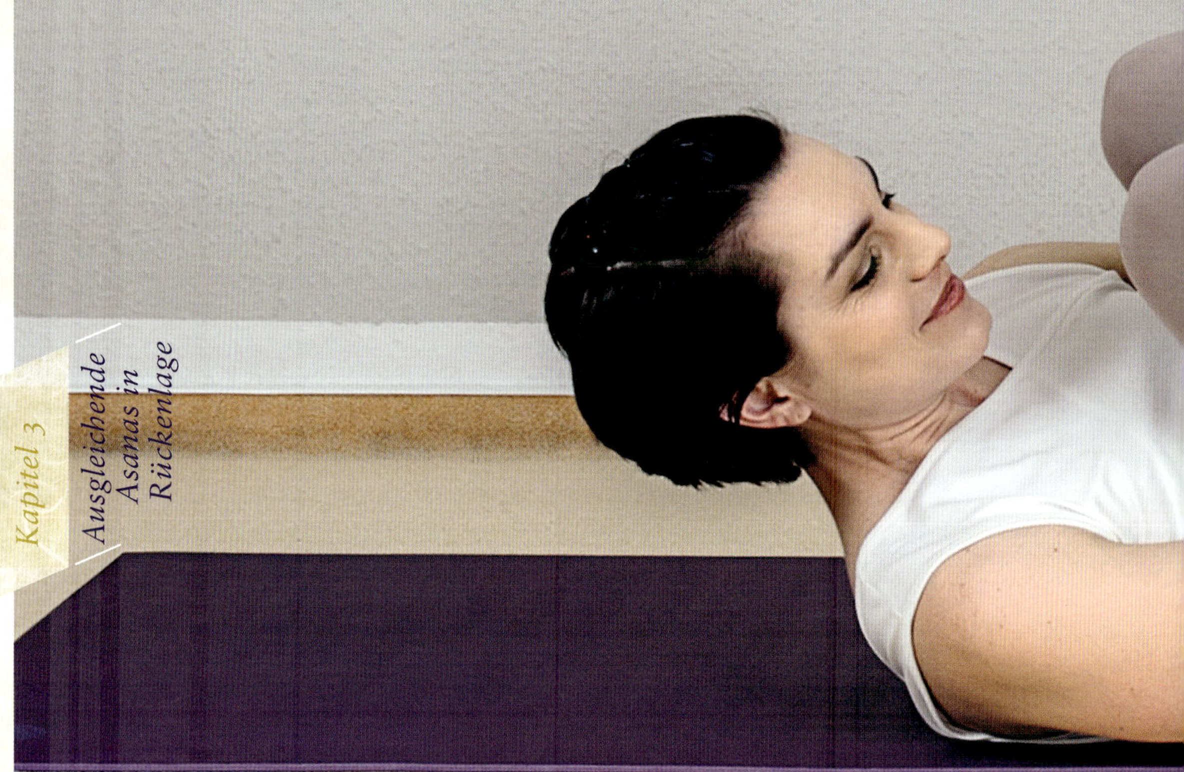

WIRKUNG * *entlastet den unteren Rücken und das Becken*

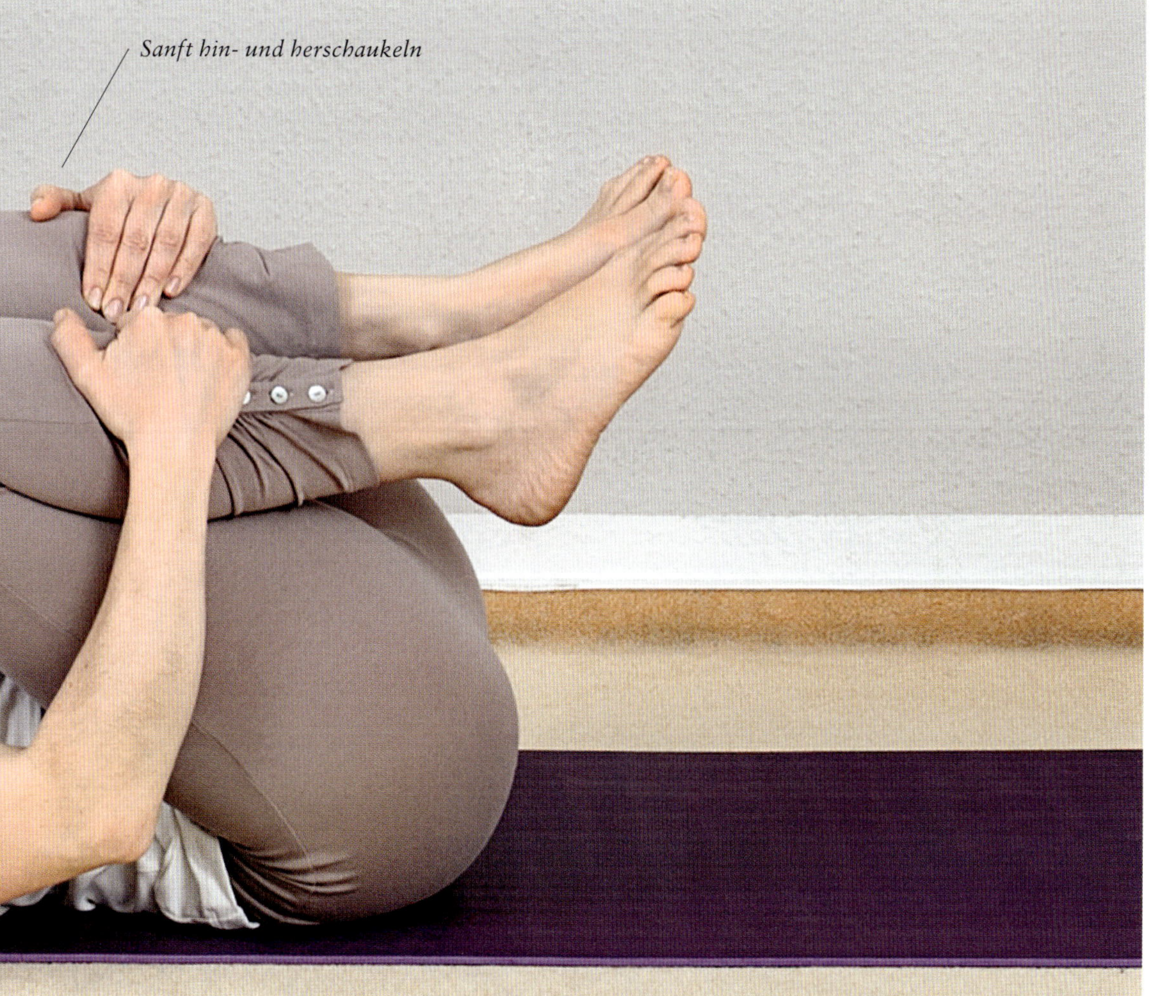

Scheibenwischer 2

- *In Rückenlage die Arme im rechten Winkel ausbreiten*
- *Knie zum Bauch ziehen und im Atemrhythmus jeweils langsam nach rechts und dann nach links sinken lassen, je 3 bis 5 Wiederholungen*

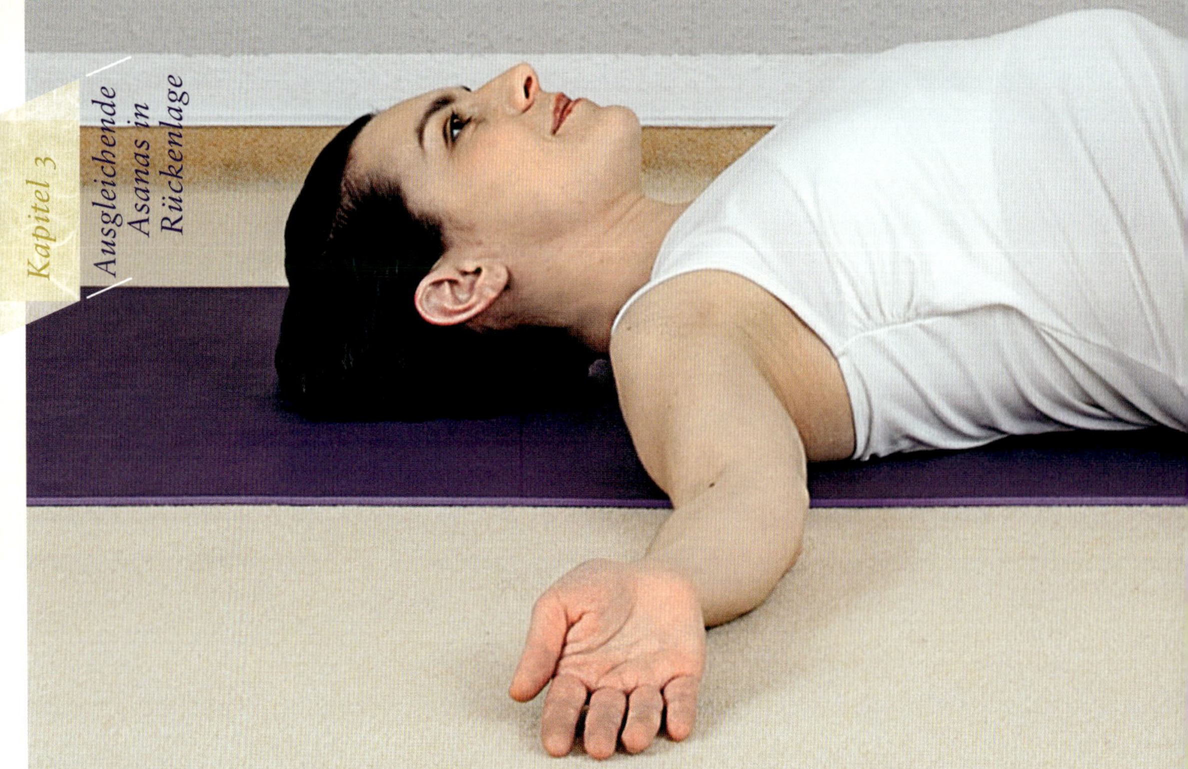

WIRKUNG * *entlastet den unteren Rücken und die Hüfte*

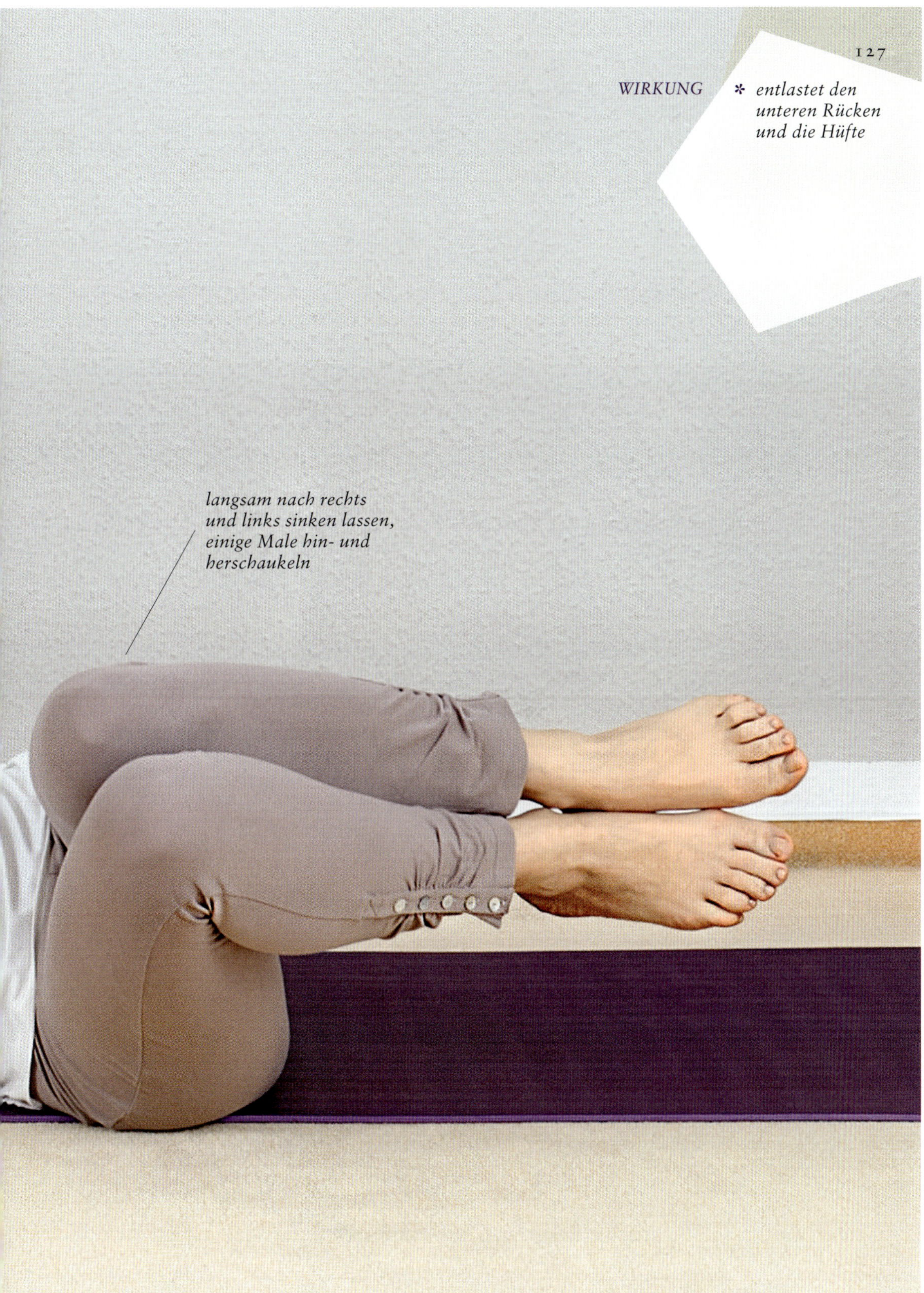

langsam nach rechts und links sinken lassen, einige Male hin- und herschaukeln

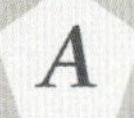

A Savasana und Endentspannung

- *Rückenlage einnehmen (bei der Endentspannung Augenkissen einsetzen und Bolster unter die Knie legen)*
- *Arme leicht abspreizen, Handflächen zeigen nach oben*
- *Beine öffnen, sodass die Füße locker nach außen fallen und außerhalb der Matte liegen*

B Variante **mit Hilfsmitteln**

- *Bolster oder feste Kissen unter die Knie legen*

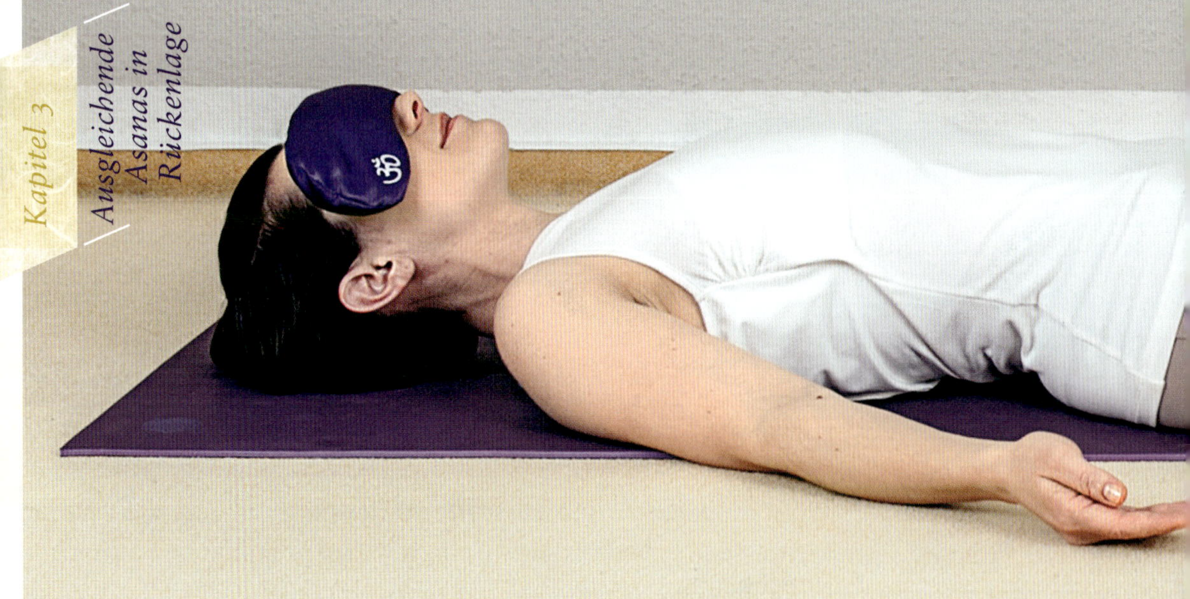

HILFSMITTEL

Bolster oder feste Kissen, Augenkissen

WIRKUNG

* *neutralisiert und regeneriert die Faszien, das Gewebe kann sich wieder in den ursprünglichen Zustand zurückziehen; beruhigend*

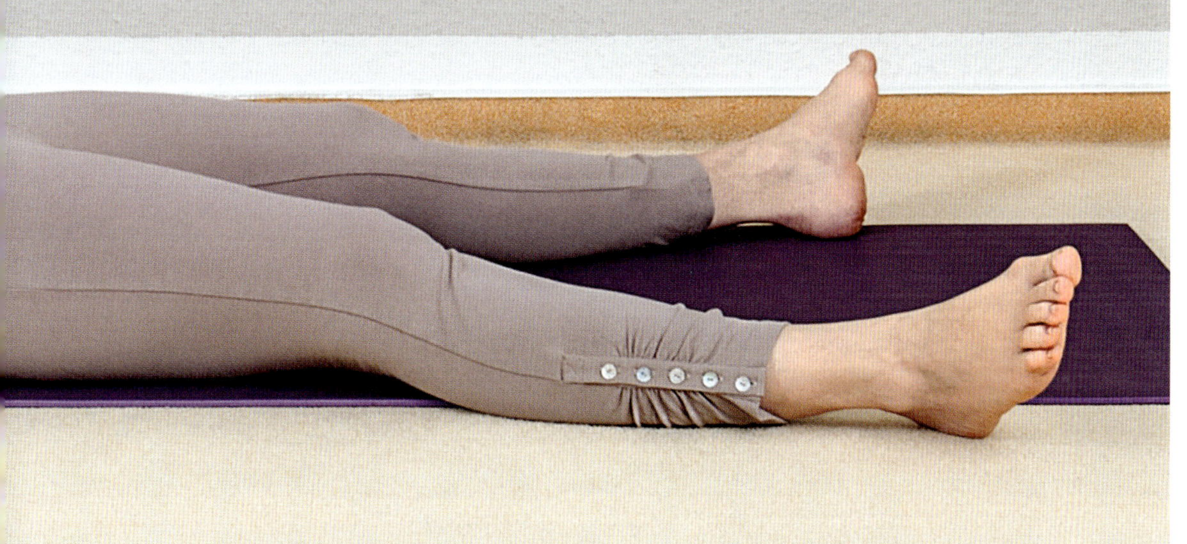

A/B *Scheibenwischer 3*

- *In Bauchlage die Beine anwinkeln, Füße Richtung Decke strecken*
- *langsam einige Male hin- und herschaukeln*

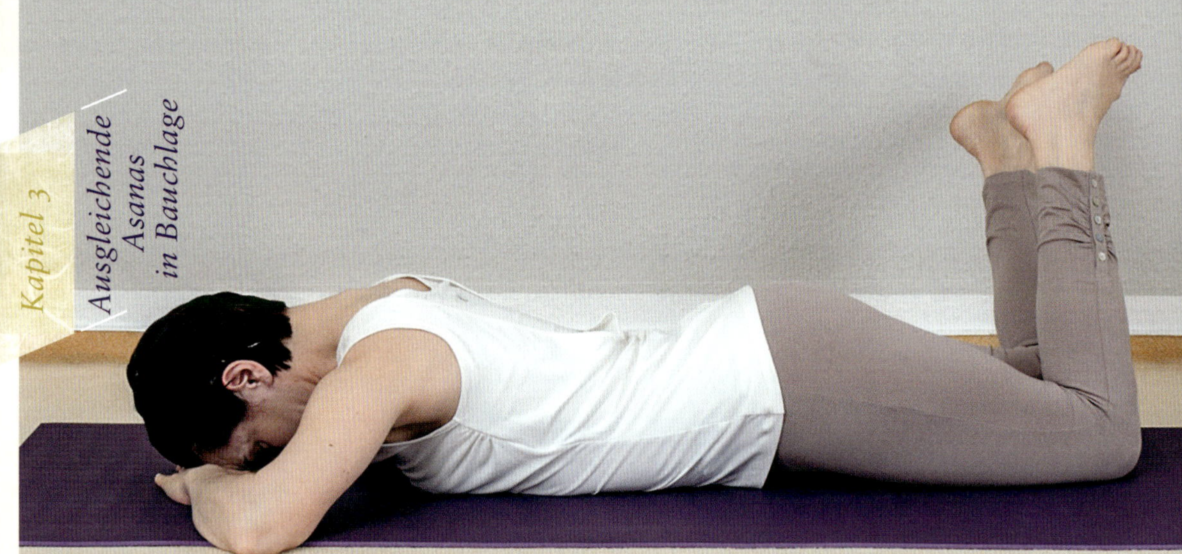

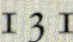

WIRKUNG

* *entspannt den unteren Rücken und das Becken*

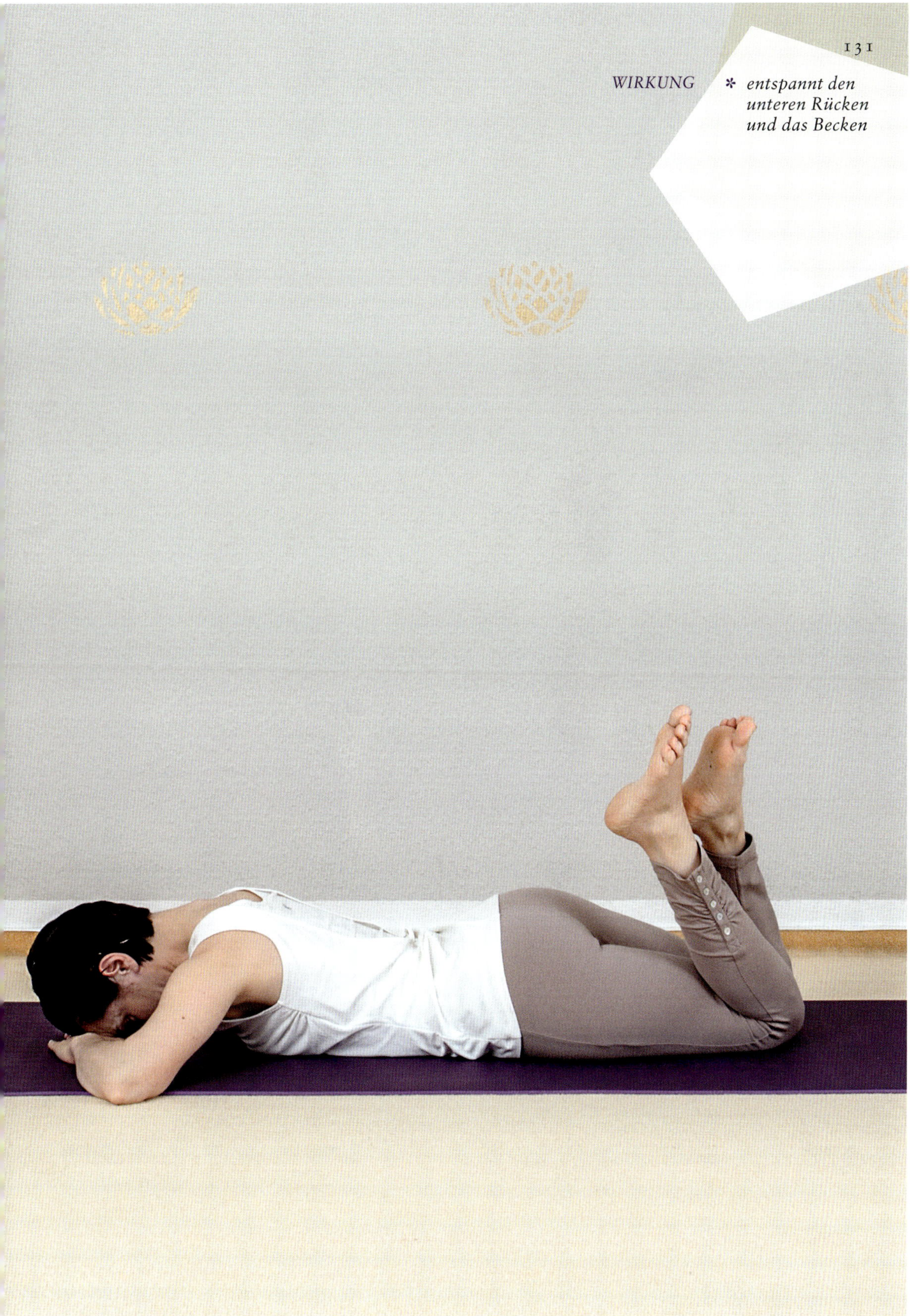

Schwalbe mit Außenrotation der Schultern

- *Bauchlage einnehmen*
- *Arme liegen neben dem Körper, Handflächen zeigen nach unten*
- *Schambein fest in den Boden drücken und Steißbein einziehen*
- *Oberkörper anheben und dabei die Handflächen nach außen drehen, sodass die Daumen nach oben zeigen*
- *Schultern rotieren nach außen, Schulterblätter etwas zusammenziehen*
- *Kopf ist in Verlängerung der Wirbelsäule, Nacken lang ziehen (Kinn leicht zur Brust)*
- *3 bis 5 Atemzüge halten*

WIRKUNG

* *gleicht Vorbeugen aus*
* *mobilisiert und kräftigt den unteren Rücken*
* *stärkt und entlastet die Schultern*

Kopf ist in Verlängerung der Wirbelsäule

Schultern drehen nach außen

Entspannung in Bauchlage

- *Bauchlage, Handrücken gegebenenfalls unter die Stirn ablegen*
- *Fußspitzen zeigen zueinander*
- *Fersen fallen locker nach außen*

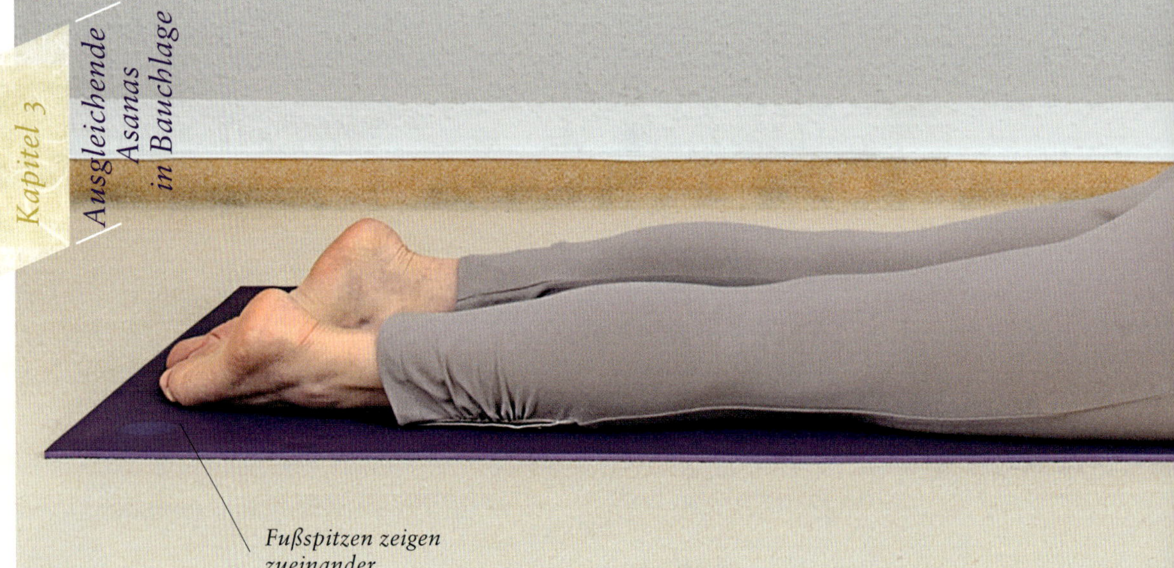

Fußspitzen zeigen zueinander

WIRKUNG

* *gute Entlastung nach Vor- und Rückbeugen*
* *neutralisiert und regeneriert die Faszien*

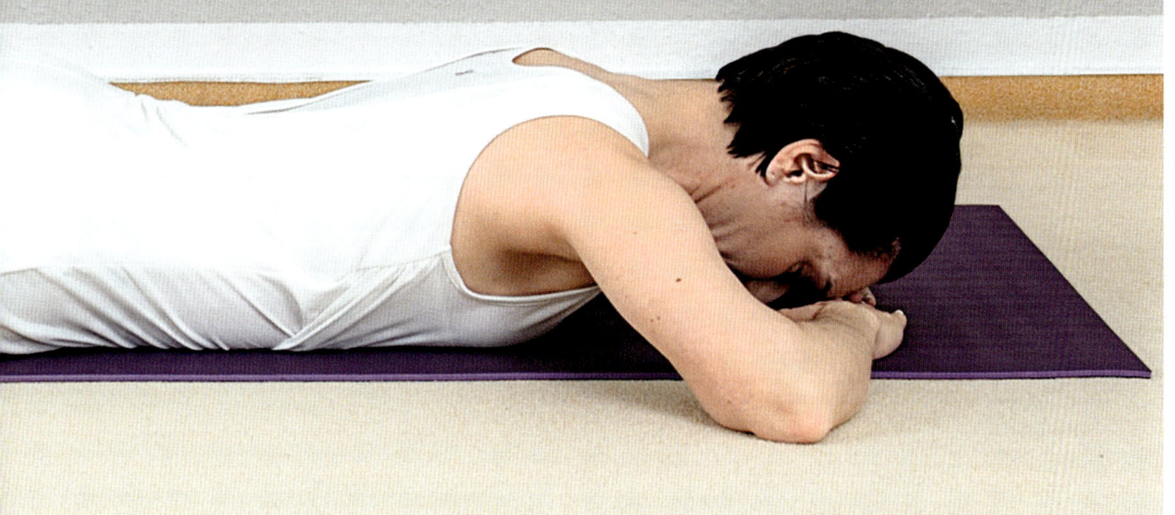

A/B *Katze und Kuh*

- *Vom Vierfüßlerstand beim Ausatmen einen Buckel nach oben ziehen, Kinn zur Brust*
- *beim Einatmen den Rücken strecken und den Bauch nach unten hängen lassen, Blick ist nach oben gerichtet*
- *3 bis 5 Wiederholungen*

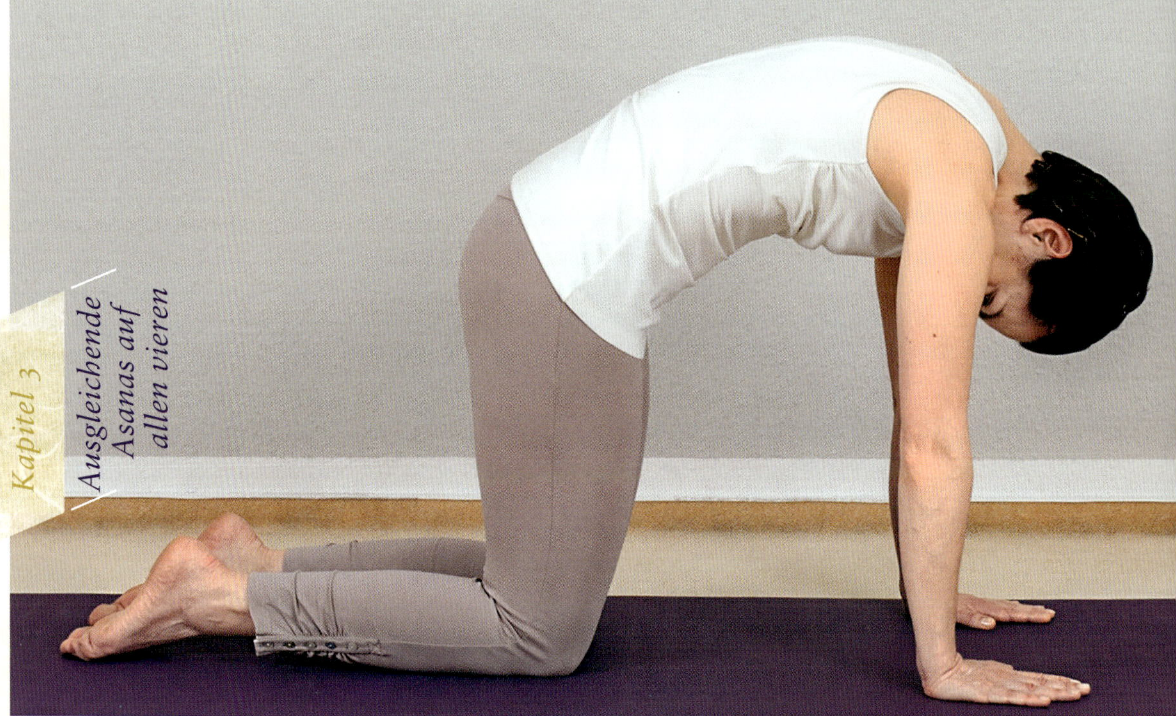

WIRKUNG

* *mobilisiert das Becken und die Hüfte*

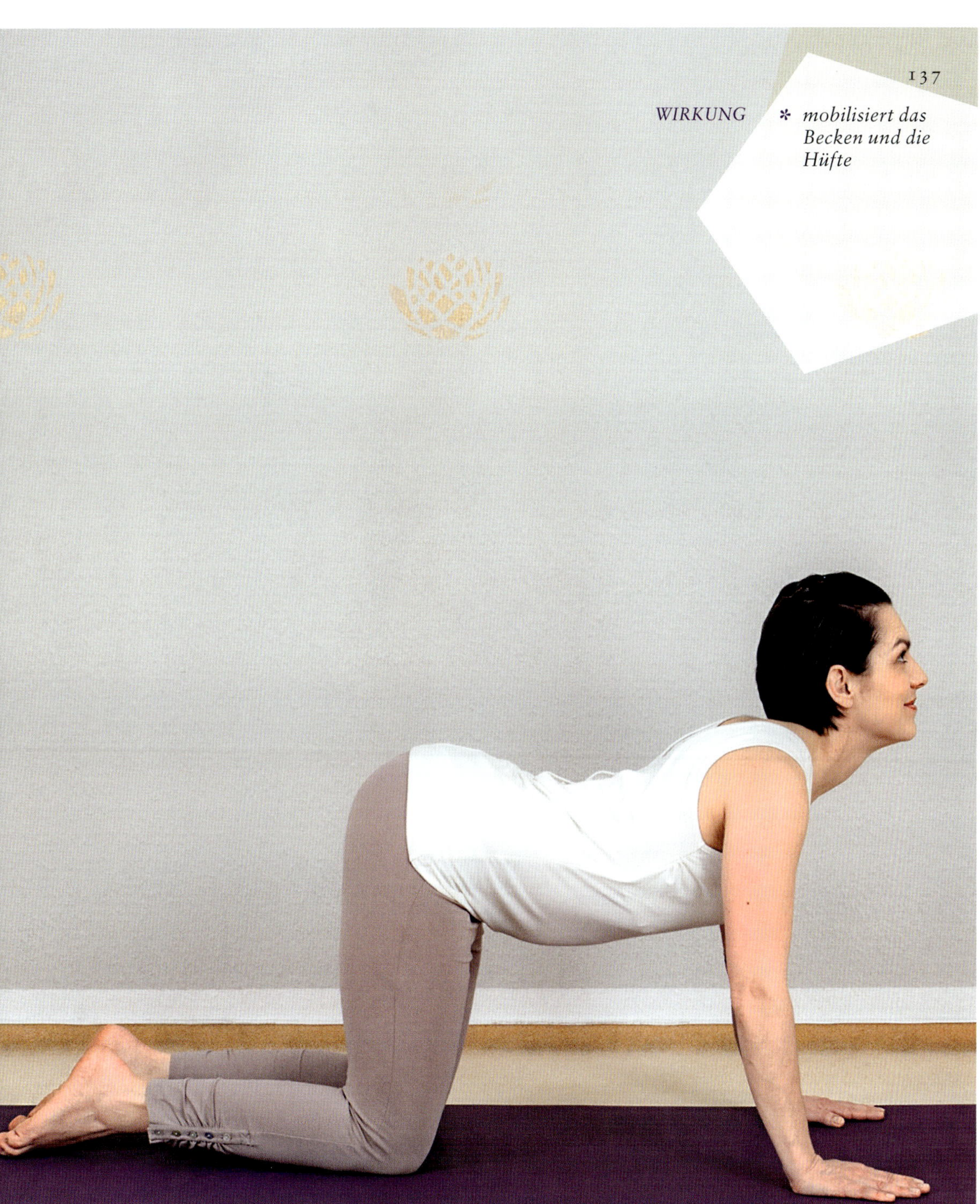

Ausgleichende Kräftigungsübungen

Hinabschauender Hund

- *Vom Vierfüßlerstand aus beide Hände flächig mit gespreizten Fingern in den Boden schieben*
- *Gesäß nach oben Richtung Decke strecken*
- *Beine strecken, gegebenenfalls leicht beugen, damit der Rücken gerade bleibt*
- *Nacken lang ziehen, Ohren weg von den Schultern*
- *3 bis 5 Atemzüge halten*

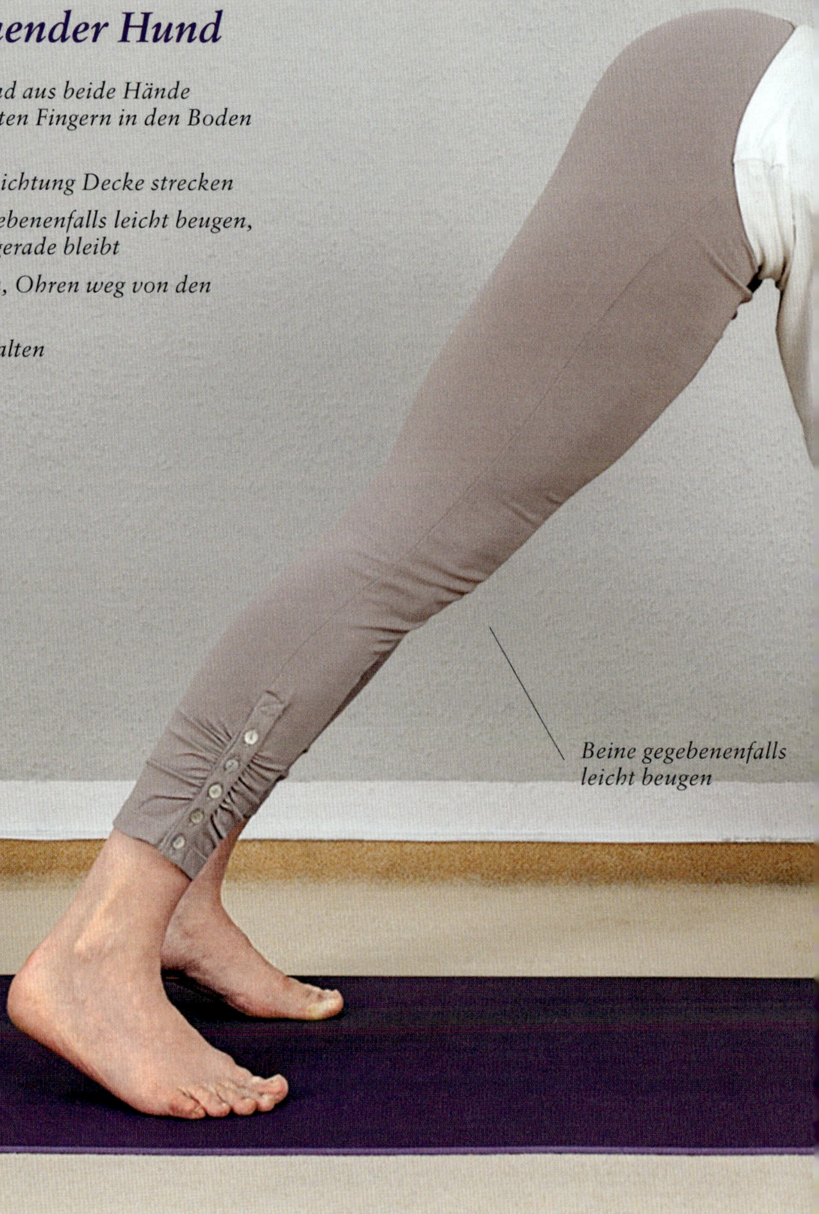

Beine gegebenenfalls leicht beugen

WIRKUNG

* *stärkt den Rücken und streckt die Beinrückseiten*
* *tut gut, bei einer langen Yin-Sequenz auch mal in die Kraft zu gehen und sich zu strecken*

Kopf entspannt hängen lassen

Hände flächig in den Boden schieben

Brett

- *Aus dem Vierfüßlerstand die Beine nacheinander nach hinten strecken*
- *Arme und Beine sind durchgestreckt, Hände unter den Schultern*
- *Bauchnabel nach innen ziehen, Gesäß und Bauch fest anspannen*
- *Ganzen Körper in eine Linie bringen*

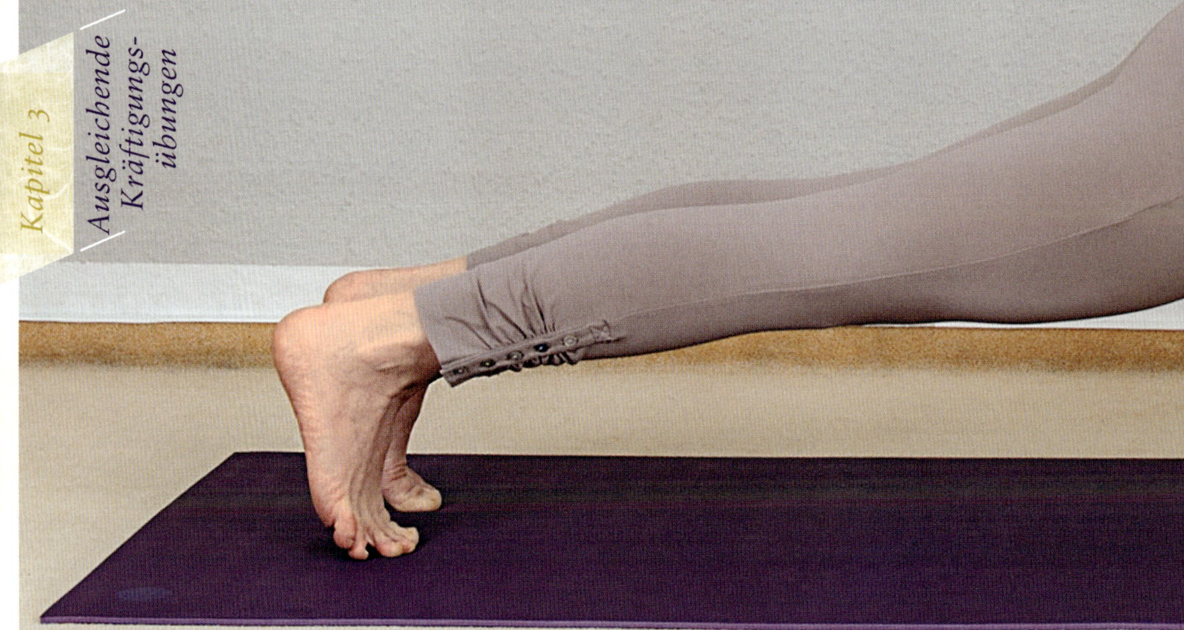

WIRKUNG

- *stärkt den ganzen Körper*
- *tut gut, nach einer langen Yin-Sequenz auch mal in die Kraft zu gehen und sich zu strecken*

Körper bildet eine gerade Linie
Hände sind unter den Schultern

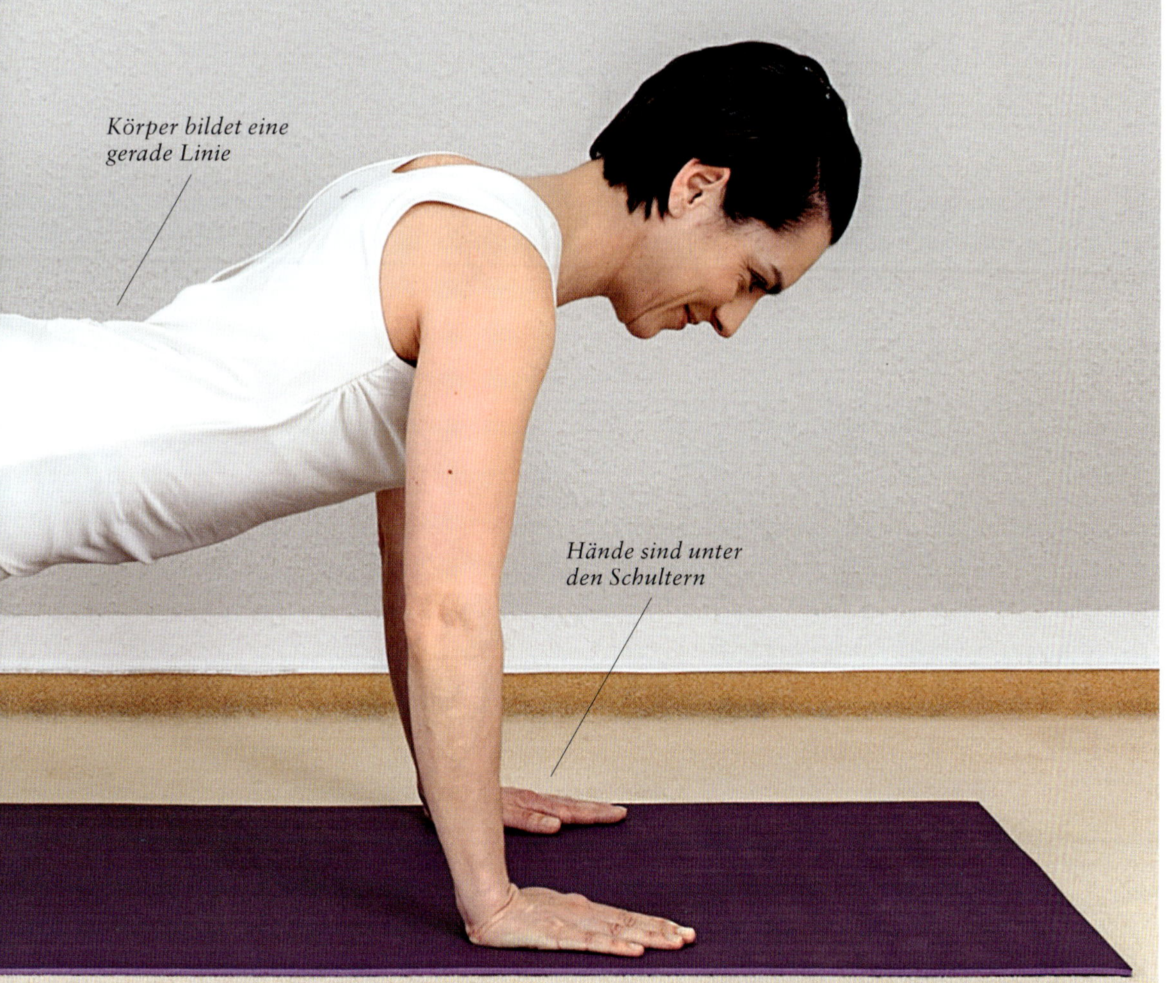

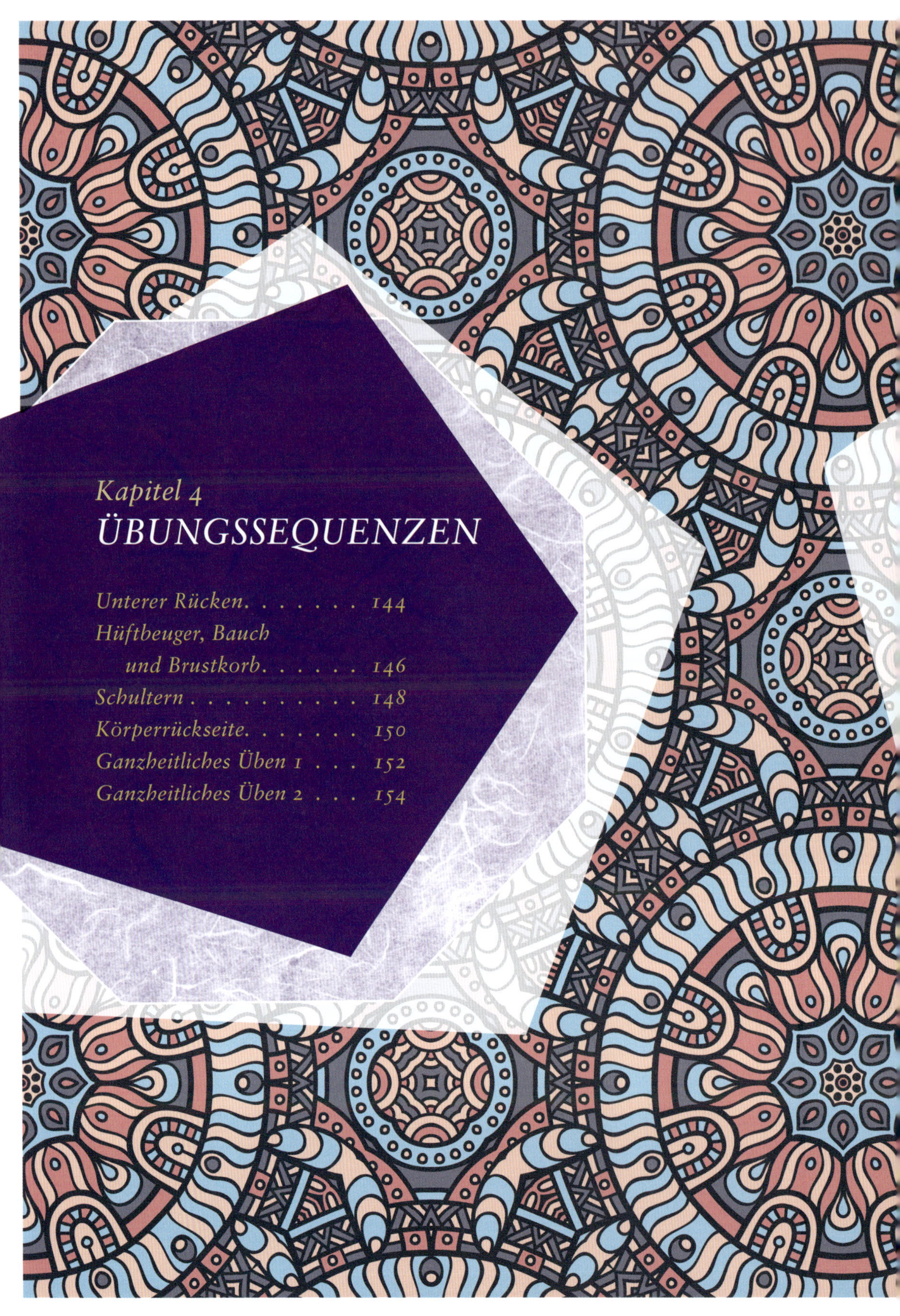

Kapitel 4

ÜBUNGSSEQUENZEN

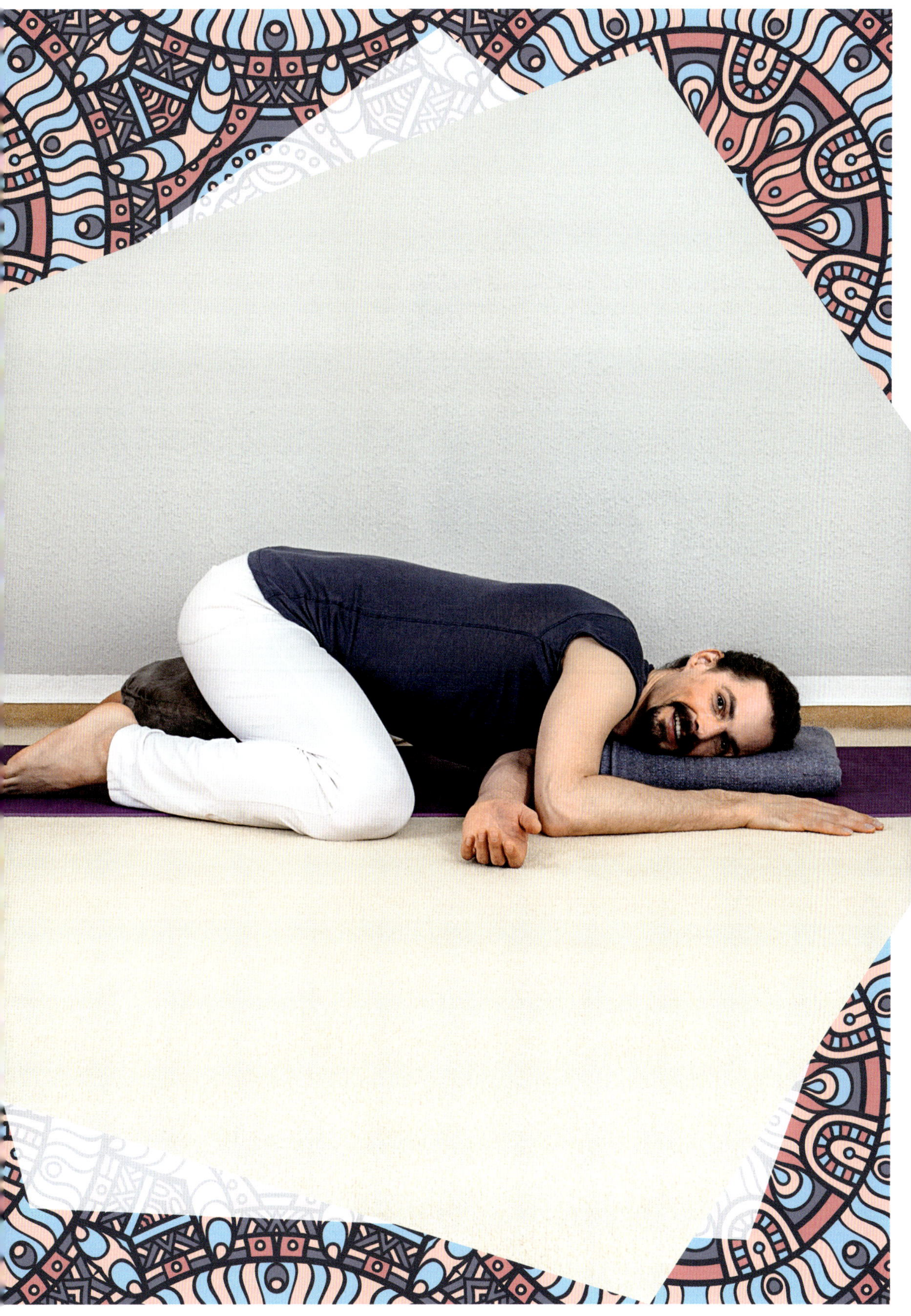

SEQUENZ

Unterer Rücken

Die folgende Übungssequenz entlastet und dehnt den unteren Rücken mit der häufig schmerzenden großen Rückenfaszie. Sie kann Blockaden, Verklebungen und Verkürzungen in diesem Bereich lösen. Hier ist es wichtig, sanft zu üben und nicht gegen den Schmerz anzukämpfen. Wenn Sie akute Beschwerden haben, bitte ein zusätzliches Hilfsmittel benutzen und dann langsam reduzieren. Es ist immer eine Herausforderung, im Schmerz „loszulassen". Wenn man aber einmal diese „Angst" oder innere Blockade überwunden hat, wird sich der Rücken beruhigen und damit der Schmerz nachlassen. Der Rücken wird wieder genährt, er wird sich weich und warm anfühlen.

ÜBUNGSZEIT

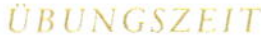

circa 55 Minuten

BENÖTIGTE HILFSMITTEL

Bolster, gefaltete Decke, Kissen, Klotz, Augenkissen

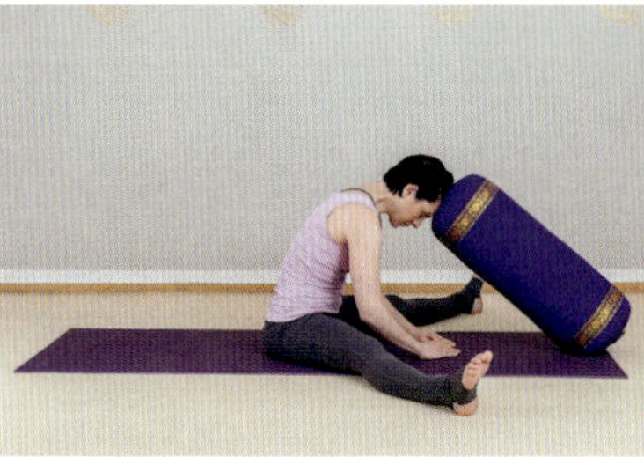

A **Libelle · gegrätschte Vorbeuge**

5 Minuten, siehe Seite 54

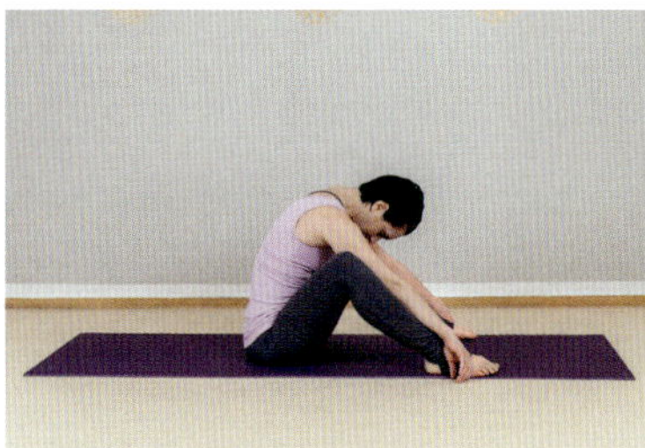

E **Schildkröte/Variante Kutscher**

5 Minuten, siehe Seite 58

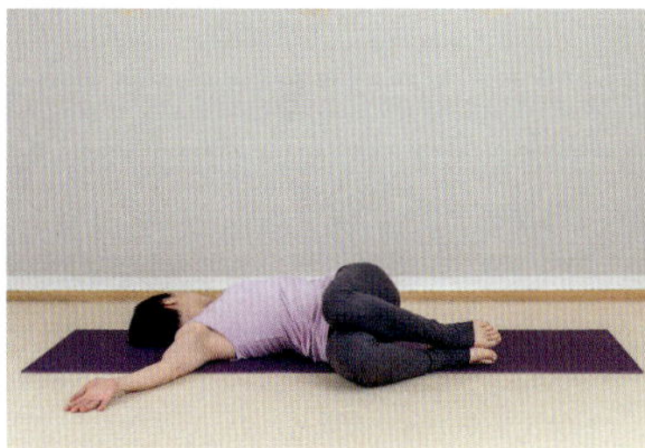

I **Krokodil · Einfacher Korkenzieher**

10 Minuten, siehe Seite 102

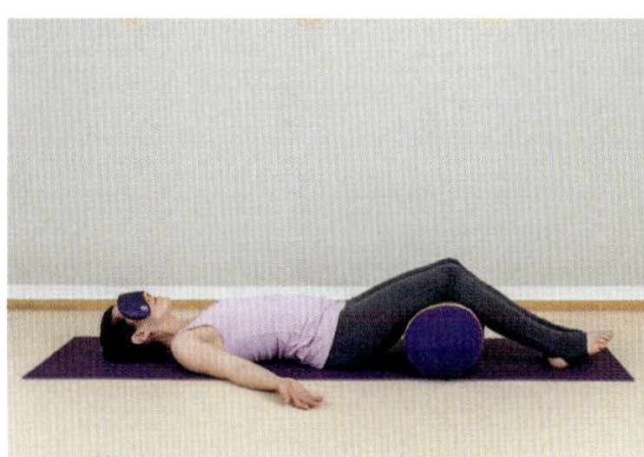

L **Savasana mit Rolle unter den Knien**

5 Minuten, siehe Seite 128

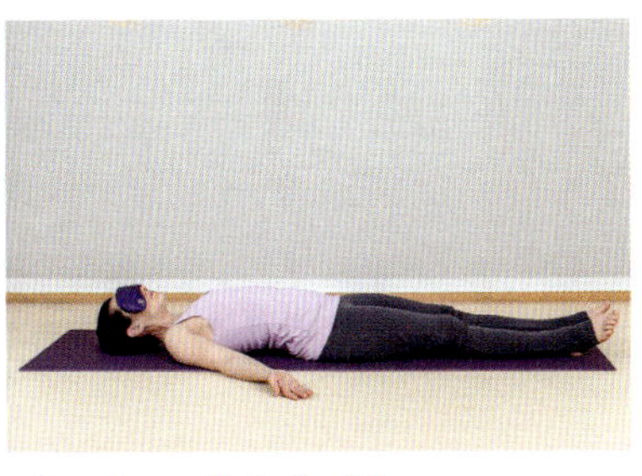

B *Ausgleichsübung: Savasana*

1 Minute, siehe Seite 128

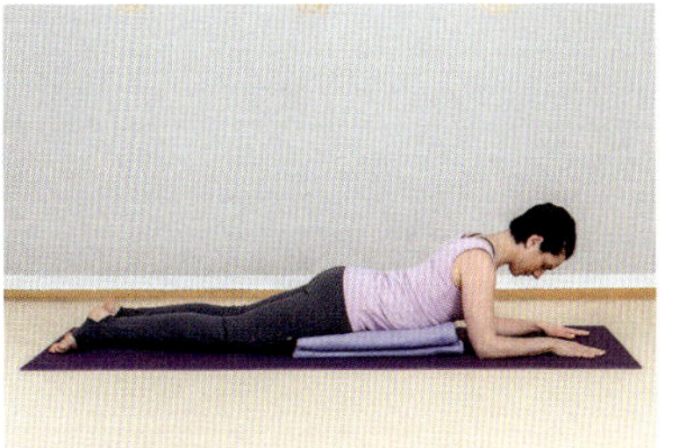

C *Sphinx*

3–4 Minuten, siehe Seite 90

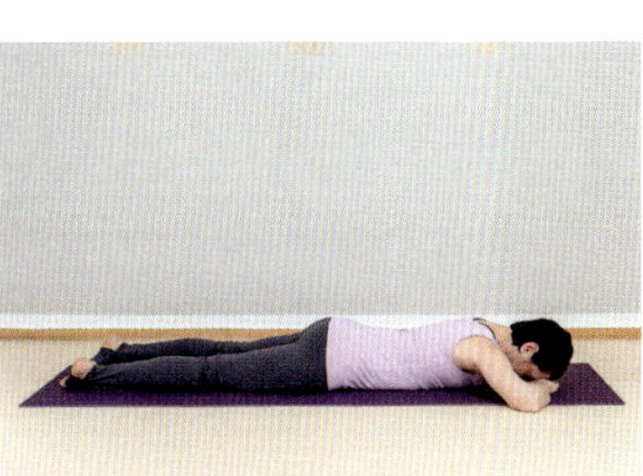

D *Ausgleichsübung: Entspannnung in Bauchlage*

1 Minute, siehe Seite 134

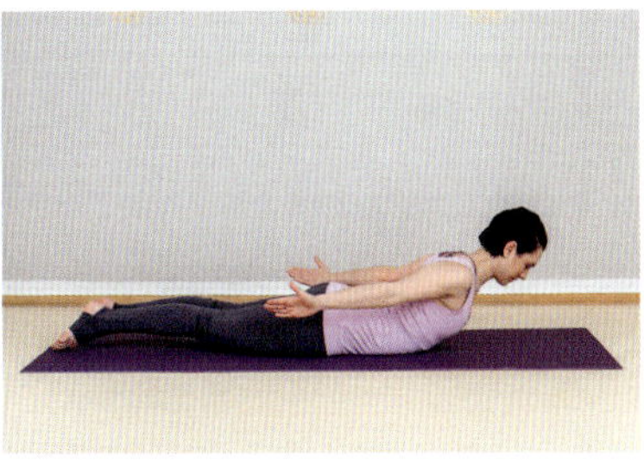

F *Ausgleichsübung: Schwalbe mit Außenrotation der Schultern*

1 Minute, siehe Seite 132

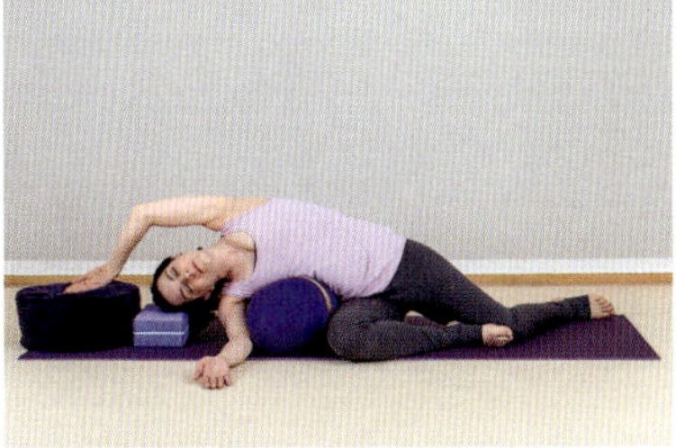

G *Halbmond · Seitlage über der Rolle*

10 Minuten, siehe Seite 96

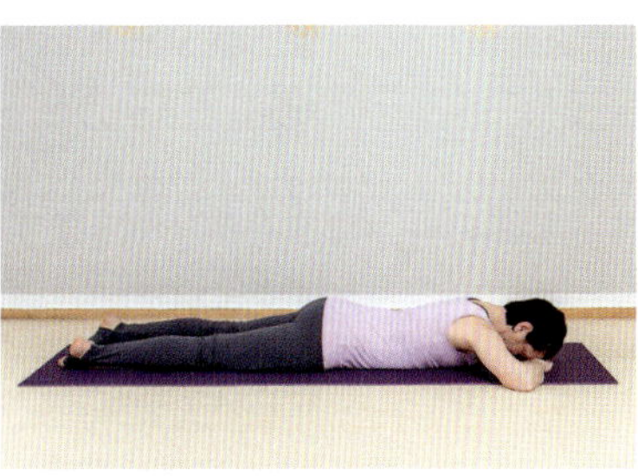

H *Ausgleichsübung: Entspannnung in Bauchlage*

1 Minute, siehe Seite 134

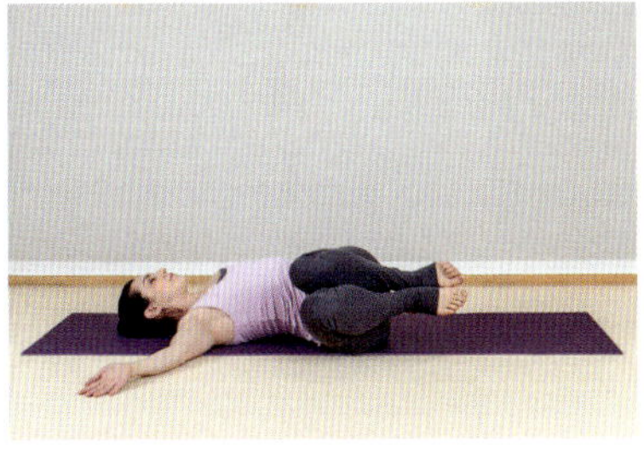

J *Ausgleichsübung: Scheibenwischer 2 und Savasana*

1 Minute, siehe Seite 126 + 128

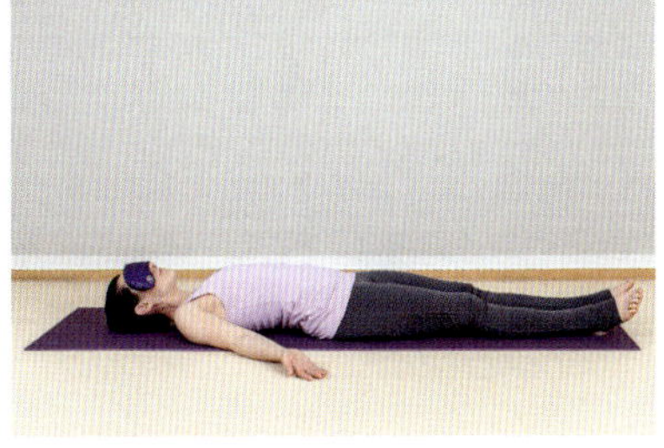

J *Ausgleichsübung: Scheibenwischer 2 und Savasana*

1 Minute, siehe Seite 126 + 128

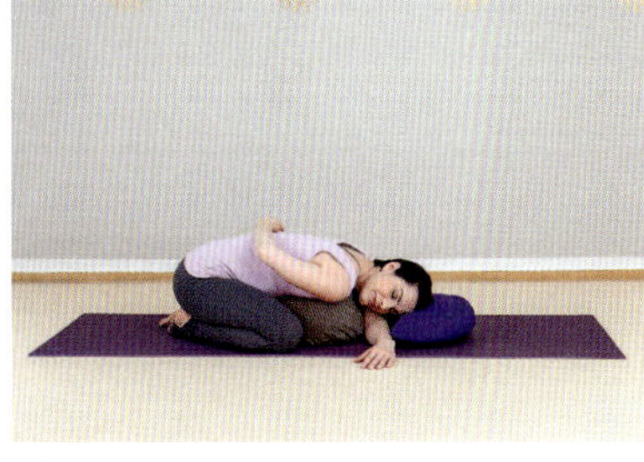

K *Gedrehter Frosch*

10 Minuten, siehe Seite 108

SEQUENZ Hüftbeuger, Bauch und Brustkorb

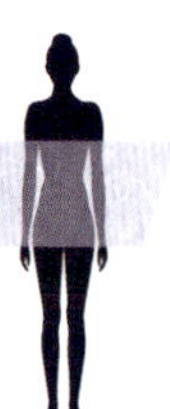

Bei vielen Sportlern und vor allem bei Menschen, die viel sitzen, ist der Bereich um die Leisten oft verkürzt. Auch Bauch und Brustkorb sind oft eng und im Bereich der Zwischenrippenmuskeln sehr verklebt. Am Ende dieser Übungssequenz spüren Sie ein Gefühl der Weite und des freien Atmens.

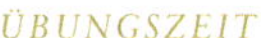

ÜBUNGSZEIT

circa 55 Minuten

BENÖTIGTE HILFSMITTEL

Bolster, Klotz, Gurt, Augenkissen

A Liegender Schmetterling

5 Minuten, siehe Seite 82

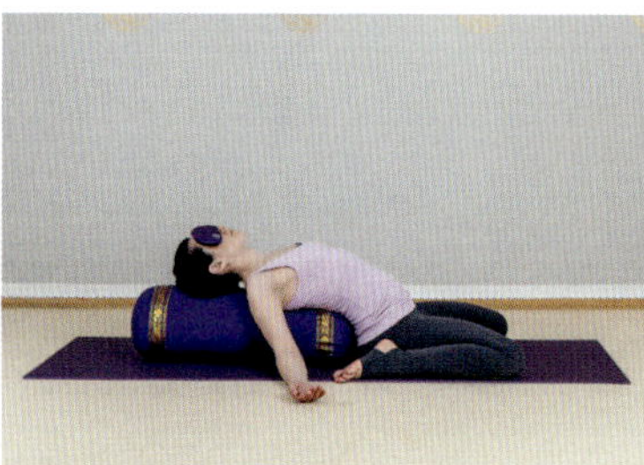

E Sattel · Liegender Held

5 Minuten, siehe Seite 84

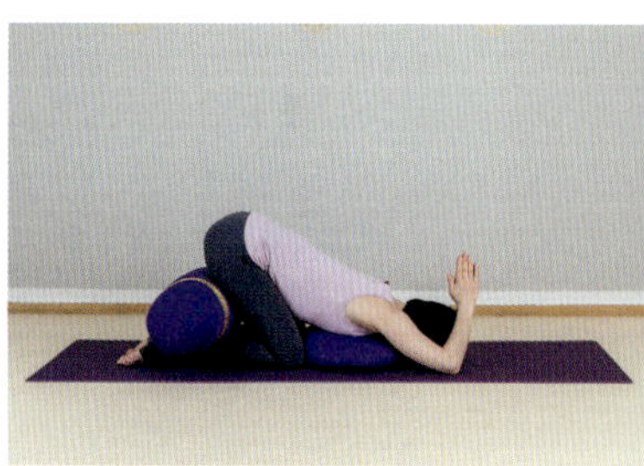

I Öffnende Herzstellung · Gebetshaltung

5 Minuten, siehe Seite 92

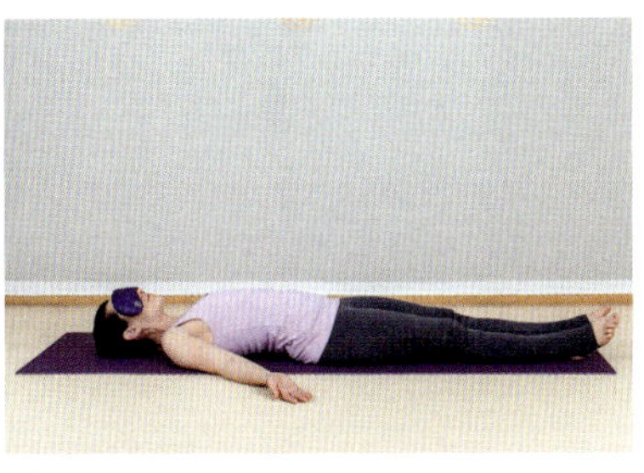

B *Ausgleichsübung: Savasana*

1 Minute, siehe Seite 128

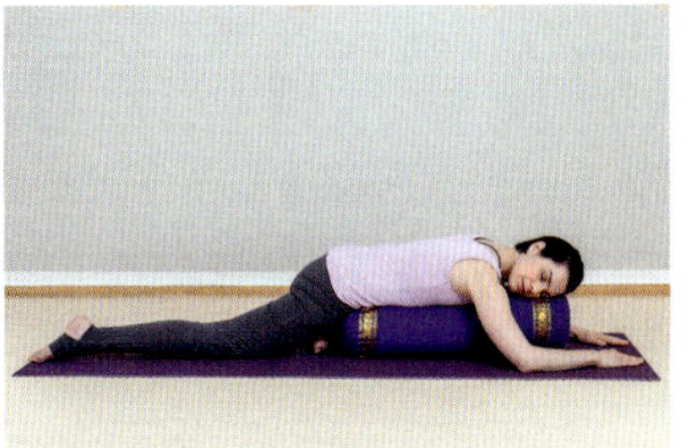

C *Liegender Schwan*

10 Minuten, siehe Seite 64

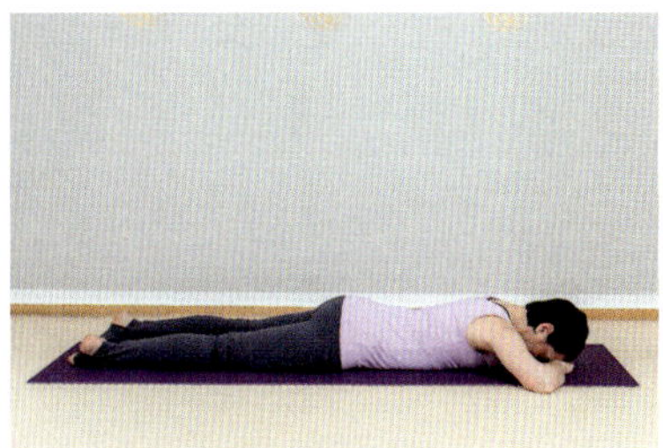

D *Ausgleichsübung: Entspannnung in Bauchlage*

1 Minute, siehe Seite 134

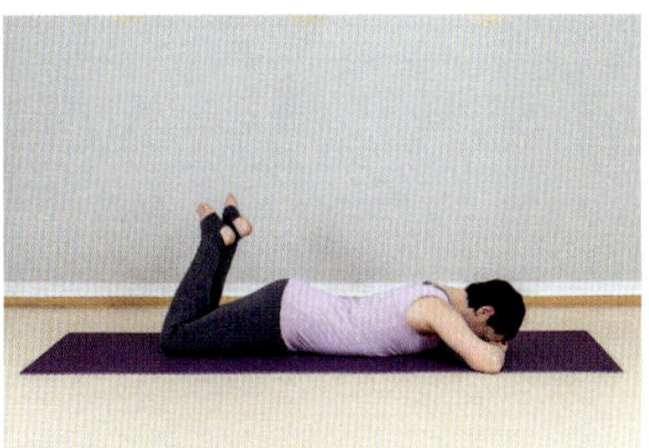

F *Ausgleichsübung: Scheibenwischer 3*

1 Minute, siehe Seite 130

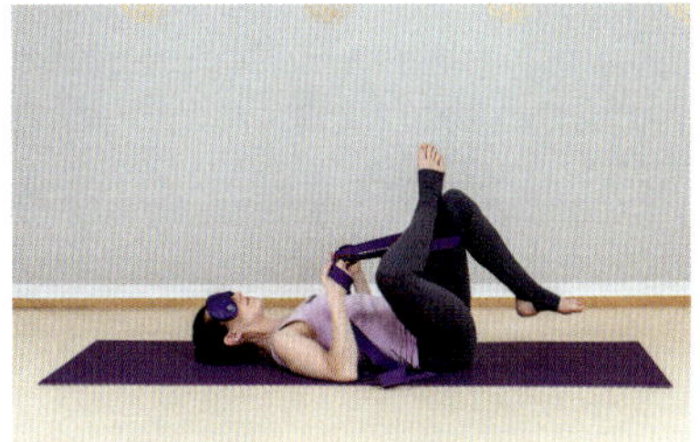

G *Nadelöhr*

10 Minuten, siehe Seite 72

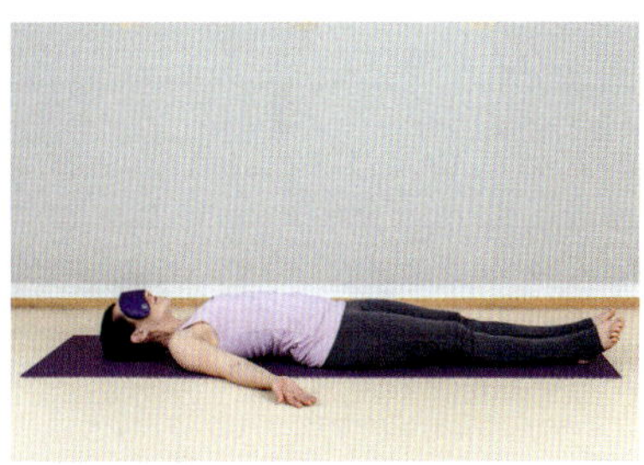

H *Ausgleichsübung: Savasana*

1 Minute, siehe Seite 128

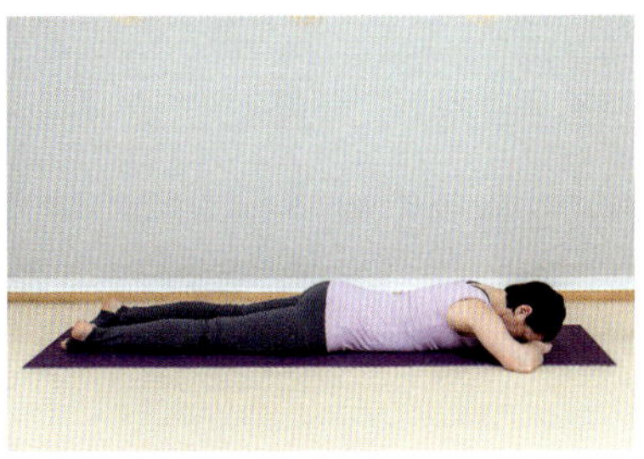

J *Ausgleichsübung: Entspannnung in Bauchlage*

1 Minute, siehe Seite 134

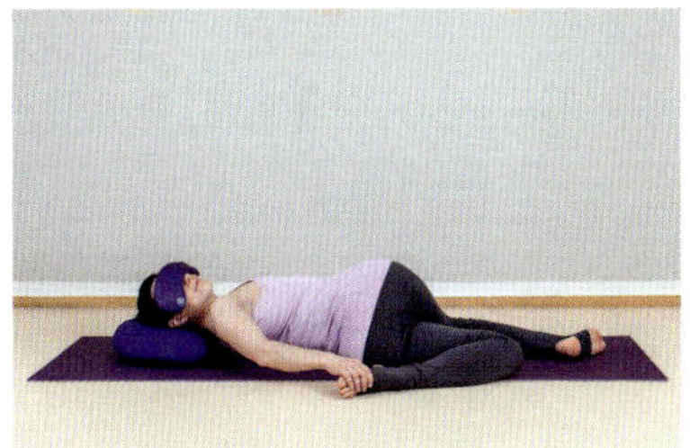

K *Katzenschwanzdrehung*

10 Minuten, siehe Seite 104

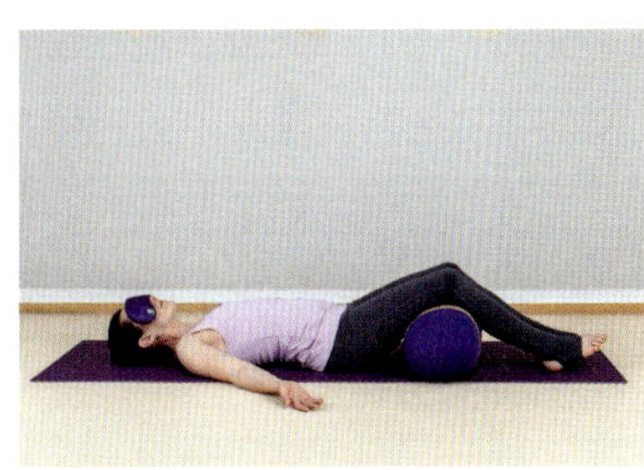

L *Savasana mit Rolle unter den Knien*

5 Minuten, siehe Seite 128

SEQUENZ

Schultern

Diese Übungssequenz entlastet den verspannten Nacken und angespannte Schultern. Durch Schreibtischarbeit, Bewegungsmangel, Stress und Kälte sind diese Bereiche bei sehr vielen Menschen blockiert und schmerzhaft. Eine regelmäßige Wiederholung dieser Übungssequenz tut sehr gut. Bei akuten Schulterschmerzen bitte die Zeit der einzelnen Asanas reduzieren und mit viel Unterpolsterung üben. Zeit und Geduld sind hier wichtiger, als das volle Programm durchzuziehen. Lieber auch mal nur ein Asana zwischendurch praktizieren, das geht auch am Schreibtisch während der Arbeit gut.

ÜBUNGSZEIT

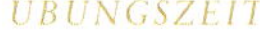

circa 60 Minuten

BENÖTIGTE HILFSMITTEL

Gurt, Bolster, Kissen, Augenkissen

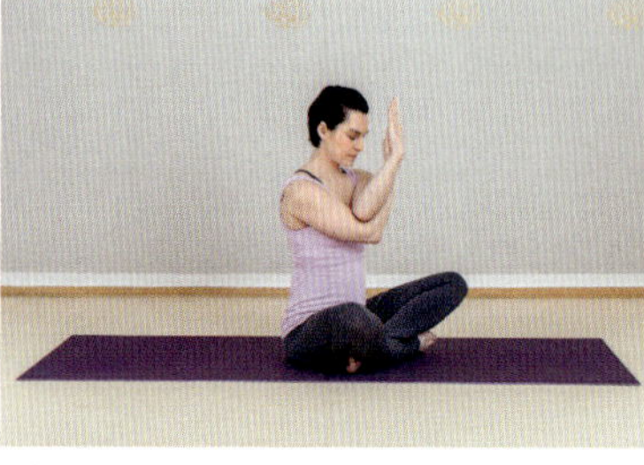

A **Adler**

1 Minute, siehe Seite 120

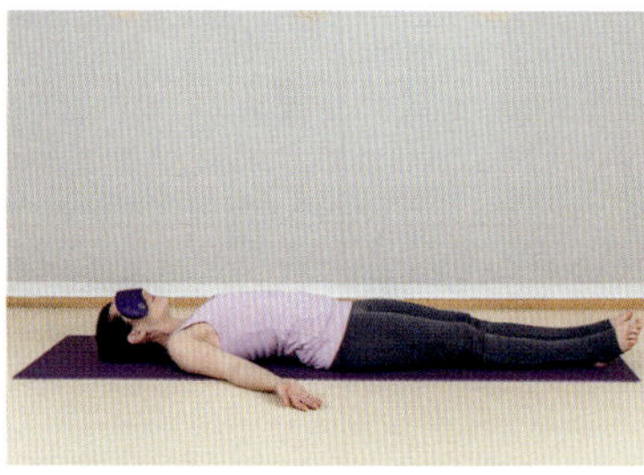

D **Ausgleichsübung: Savasana**

1 Minute, siehe Seite 128

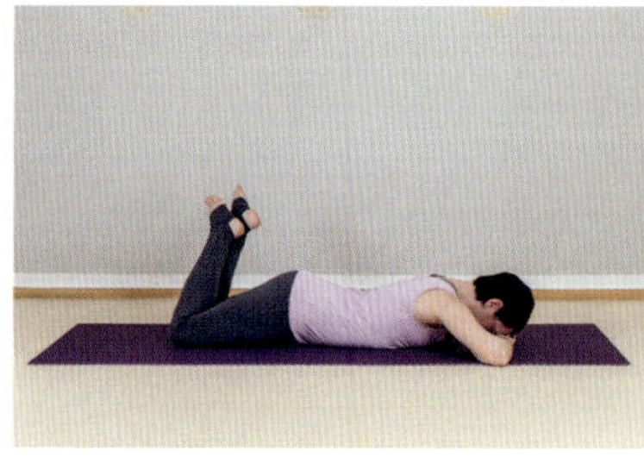

H **Ausgleichsübung: Scheibenwischer 3**

1 Minute, siehe Seite 130

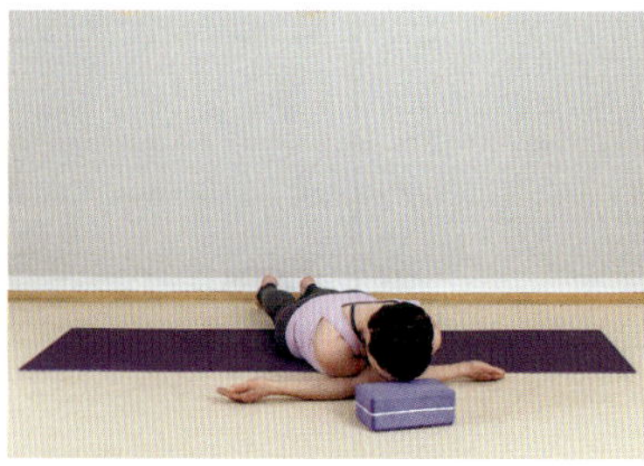

K **Gekreuzte Arme in Bauchlage**

10 Minuten, siehe Seite 76

Kapitel 1 Kapitel 2 Kapitel 3 Kapitel 4

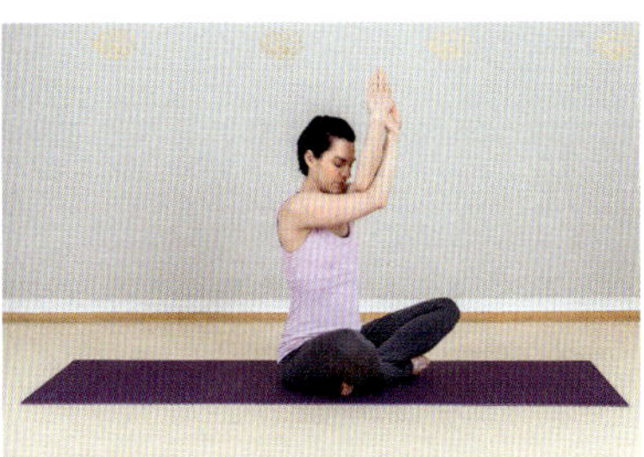

A *Adler*

1 Minute, siehe Seite 120

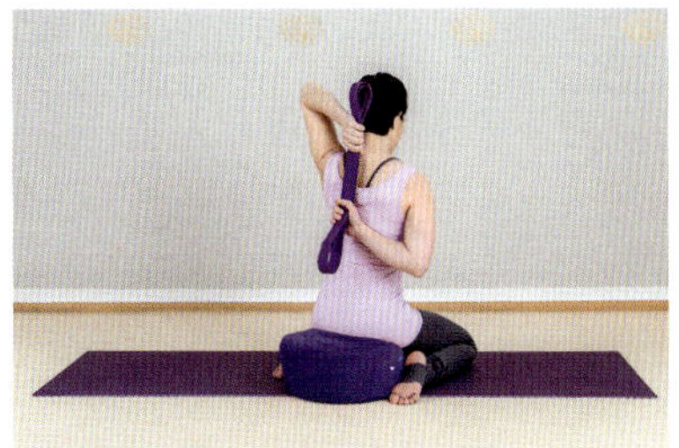

B *Kuhgesicht*

6 Minuten, siehe Seite 118

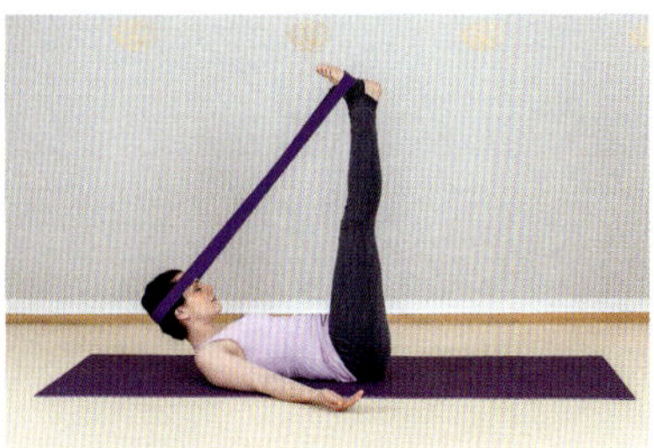

C *Hängematte*

5 Minuten, siehe Seite 70

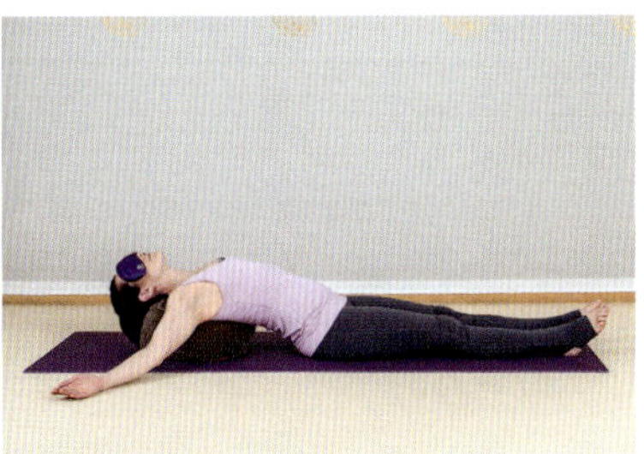

E *Passiver Fisch*

5 Minuten, siehe Seite 88

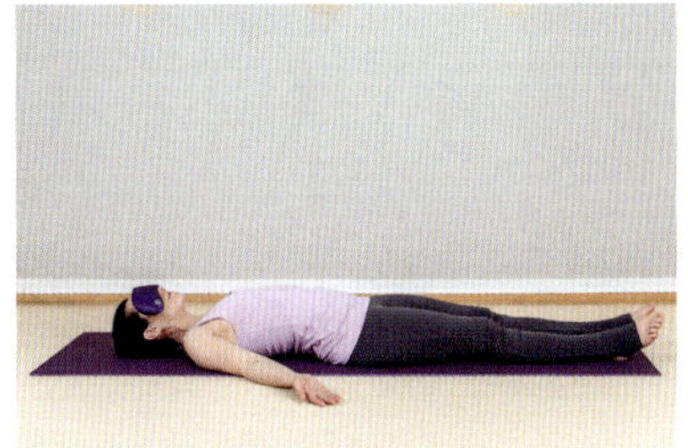

F *Ausgleichsübung: Savasana*

1 Minute, siehe Seite 128

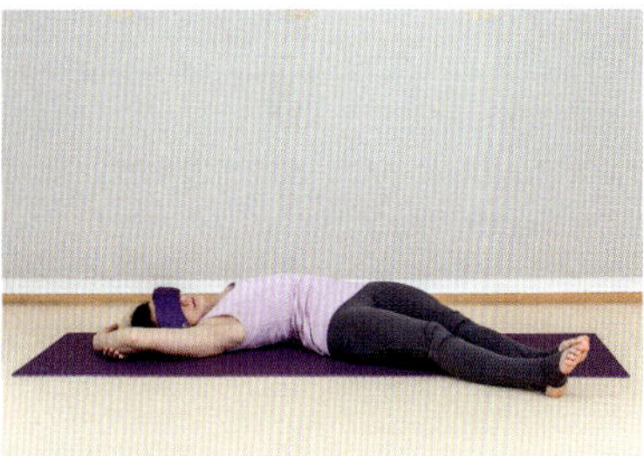

G *Banane*

10 Minuten, siehe Seite 94

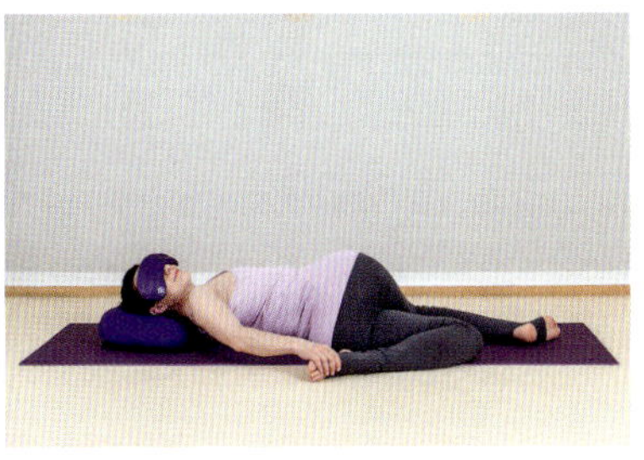

I *Katzenschwanz-drehung*

10 Minuten, siehe Seite 104

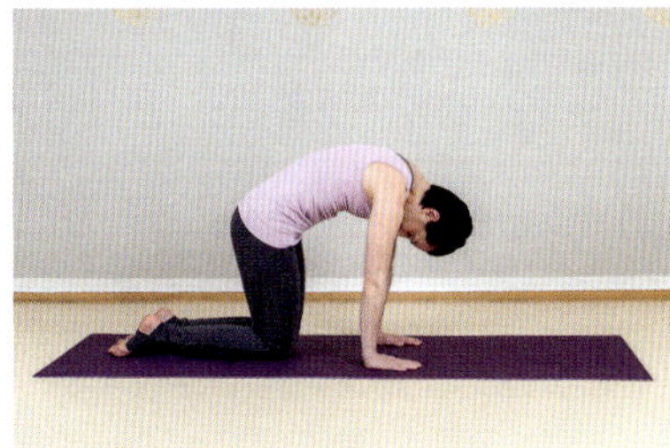

J *Ausgleichsübung: Katze und Kuh*

1 Minute, siehe Seite 136

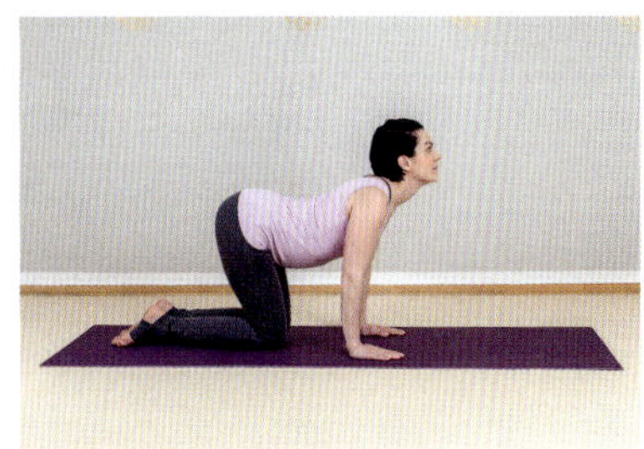

J *Ausgleichsübung: Katze und Kuh*

1 Minute, siehe Seite 136

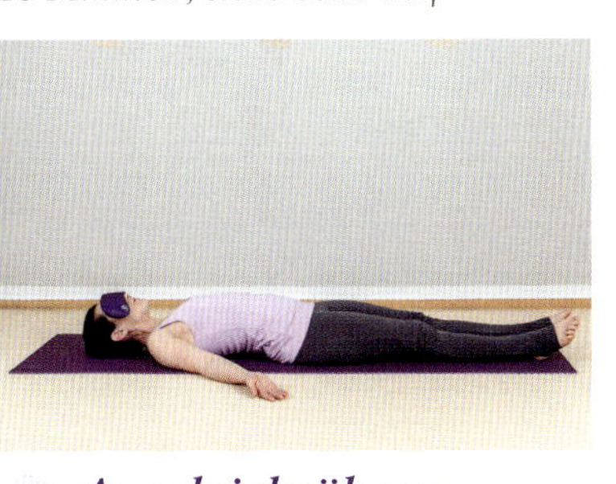

L *Ausgleichsübung: Savasana*

1 Minute, siehe Seite 128

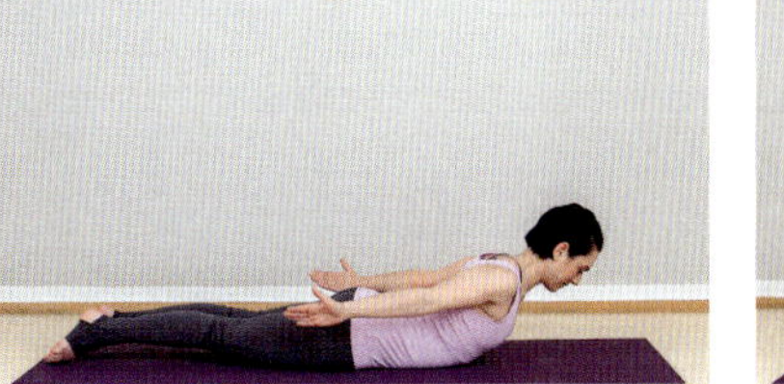

M *Schwalbe mit Außen-rotation der Schultern*

1 Minute, siehe Seite 132

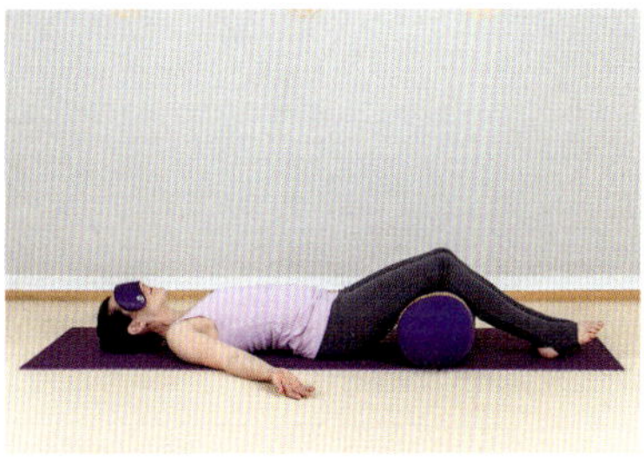

N *Savasana mit Rolle unter den Knien*

5 Minuten, siehe Seite 128

SEQUENZ

Körperrückseite

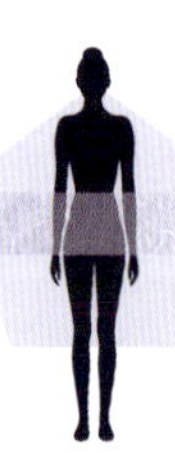

Die Sequenz für die Körperrückseite dehnt und streckt verkürzte Muskeln und verklebte Faszien im gesamten hinteren Bereich der rückwärtigen Linie. Auch wenn diese Übungen sehr guttun, sollten Sie immer ausgleichende Rückbeugen und Übungen für den vorderen Bereich (Seite 82 – 93) machen. Denn wer Vorbeugen liebt, vernachlässigt die Rückbeugen, und das sind meistens jene, die besonders wichtig wären.

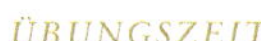

ÜBUNGSZEIT

circa 50 Minuten

BENÖTIGTE HILFSMITTEL

Gurt, Bolster, Kissen, Klotz, eventuell Stuhl oder Hocker, Augenkissen

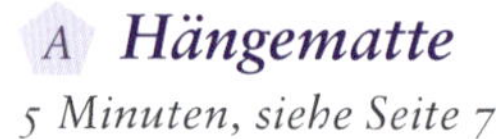

A Hängematte

5 Minuten, siehe Seite 70

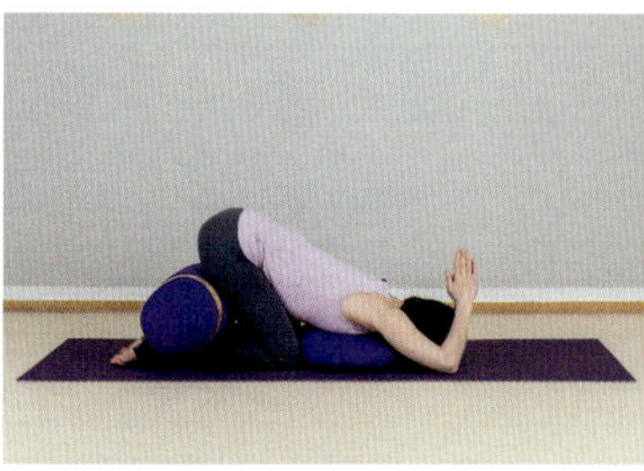

E Öffnende Herzstellung · Gebetshaltung

5 Minuten, siehe Seite 92

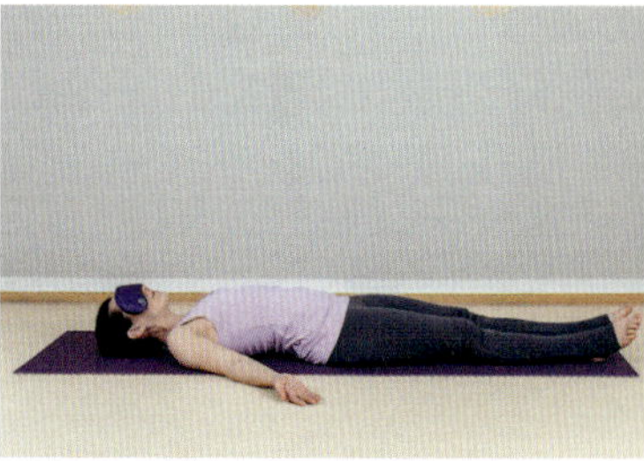

H Ausgleichsübung: Savasana

1 Minute, siehe Seite 128

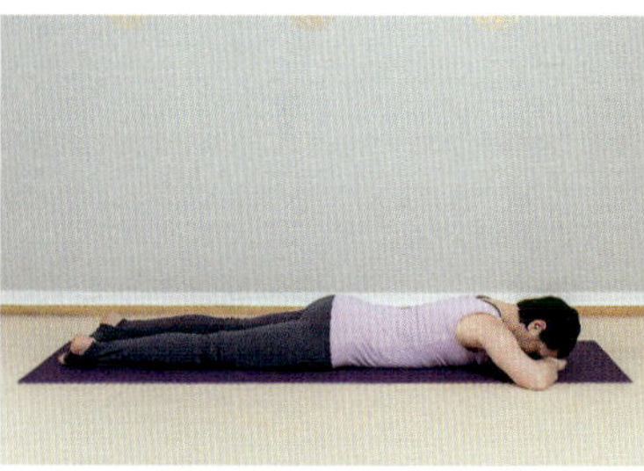

L Ausgleichsübung: Entspannung in Bauchlage

1 Minute, siehe Seite 134

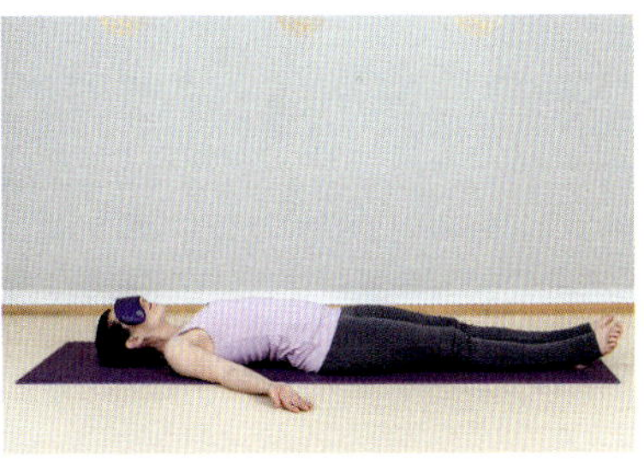

B Ausgleichsübung: Savasana
1 Minute, siehe Seite 128

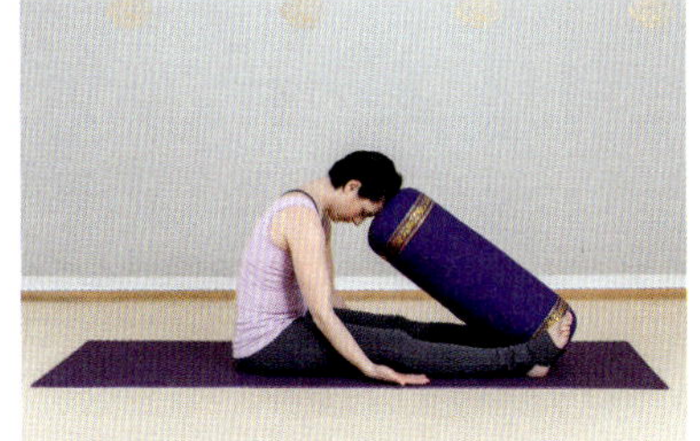

C Raupe · Klassische Vorbeuge
5 Minuten, siehe Seite 52

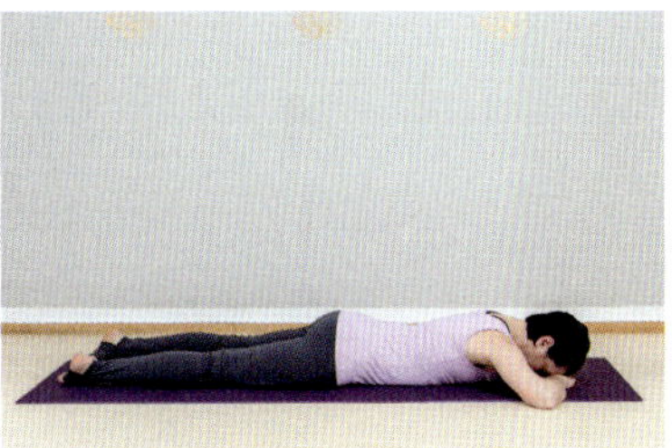

D Ausgleichsübung: Entspannnung in Bauchlage
1 Minute, siehe Seite 134

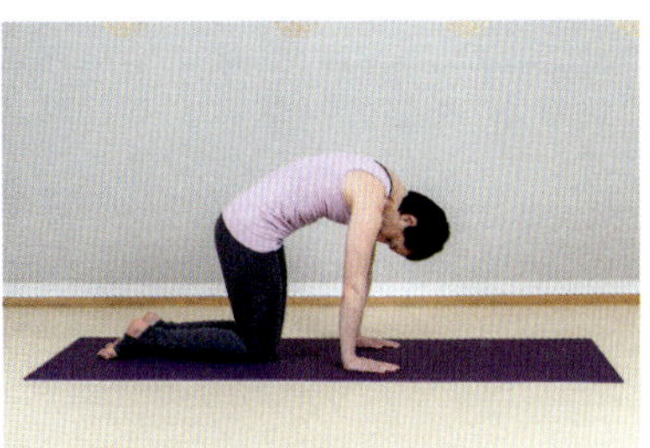

F Ausgleichsübung: Katze und Kuh
1 Minute, siehe Seite 136

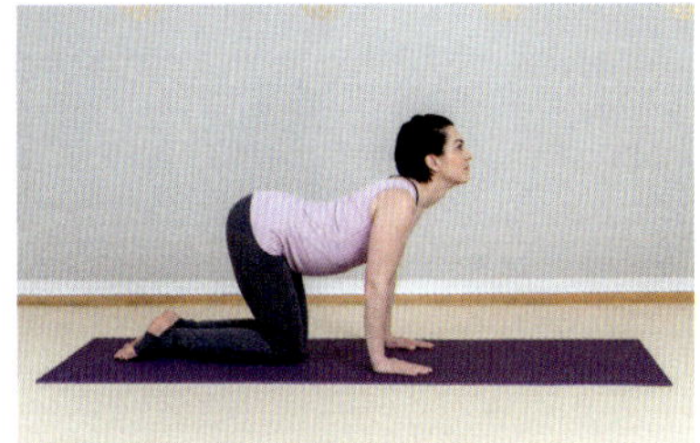

F Ausgleichsübung: Katze und Kuh
1 Minute, siehe Seite 136

G Tiefe Hocke
5 Minuten, siehe Seite 80

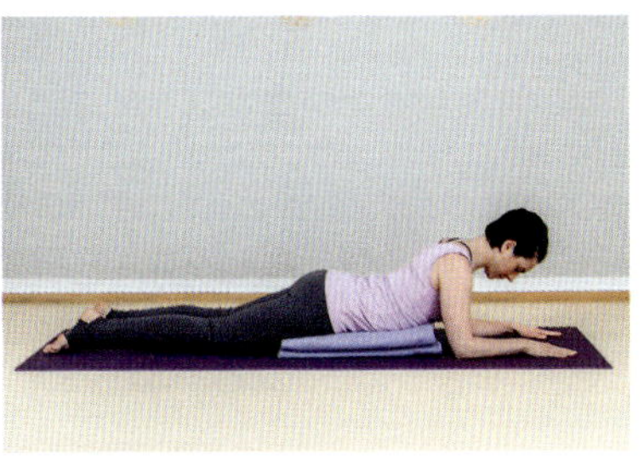

I Sphinx
3 Minuten, siehe Seite 90

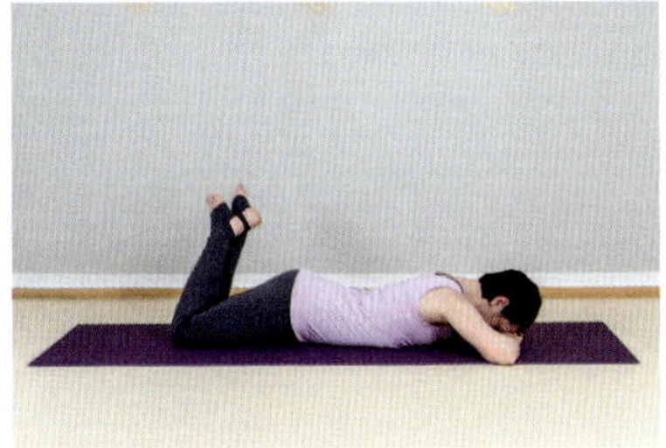

J Ausgleichsübung: Scheibenwischer 3
1 Minute, siehe Seite 130

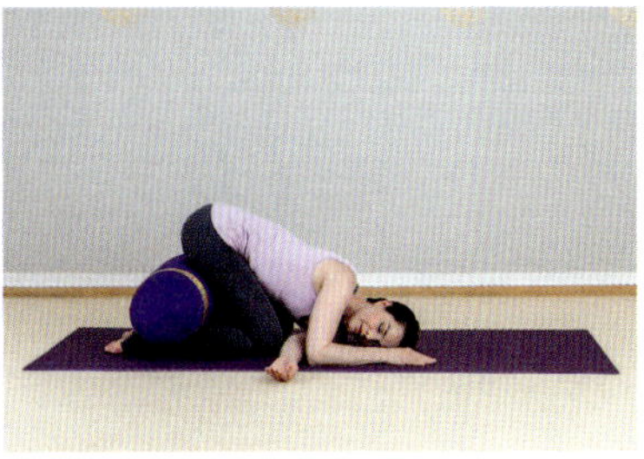

K Nadelöhr im Vierfüßlerstand
10 Minuten, siehe Seite 110

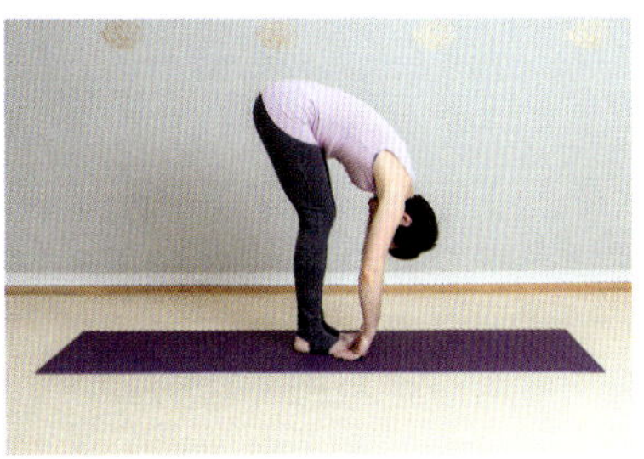

M Stehende Vorbeuge
3 Minuten, siehe Seite 78

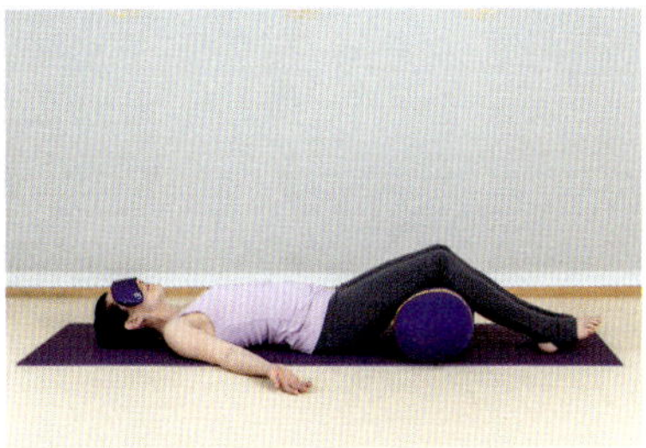

N Savasana mit Rolle unter den Knien
5 Minuten, siehe Seite 128

SEQUENZ

Ganzheitliches Üben 1

Die folgenden ganzheitlichen Sequenzen dehnen, strecken und „quetschen" den Körper in alle vier Bewegungsrichtungen und wirken sich dadurch positiv auf alle Körperbereiche aus. Diese Varianten sollen Sie dazu ermutigen, spielerisch Haltungen zusammenzustellen. Aus jeder Bewegungsrichtung können Sie beliebig ein bis drei Asanas auswählen, und der Körper wird ausreichend gedehnt und entschlackt.

ÜBUNGSZEIT

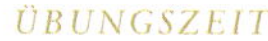

circa 60 Minuten

BENÖTIGTE HILFSMITTEL

Klotz, Bolster, Kissen, gefaltete Decke, Augenkissen

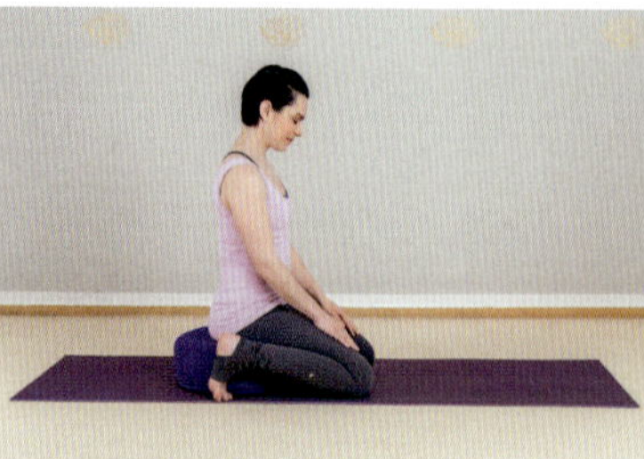

A **Zehensitz**

1 Minute, siehe Seite 117

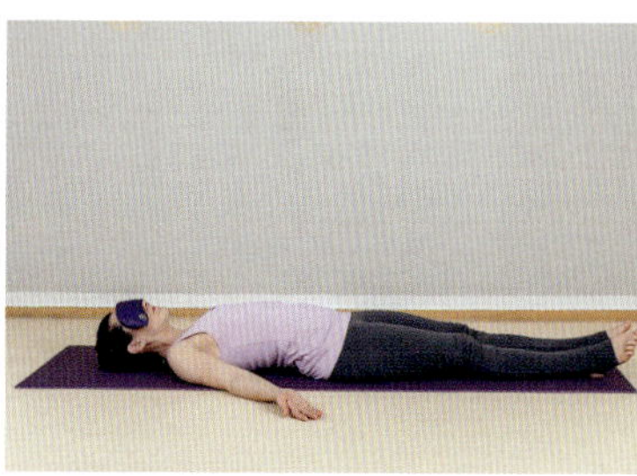

E **Ausgleichsübung: Savasana**

1 Minute, siehe Seite 128

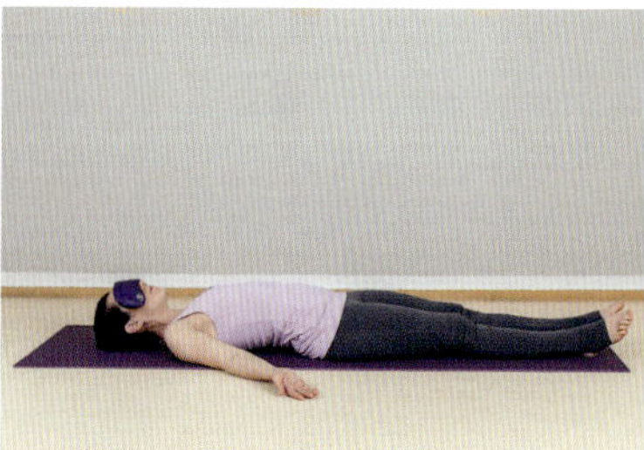

I **Ausgleichsübung: Savasana**

1 Minute, siehe Seite 128

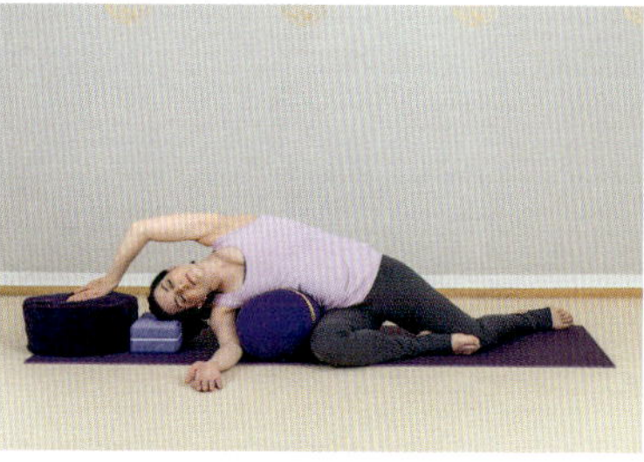

L **Halbmond · Seitlage über der Rolle**

10 Minuten, siehe Seite 96

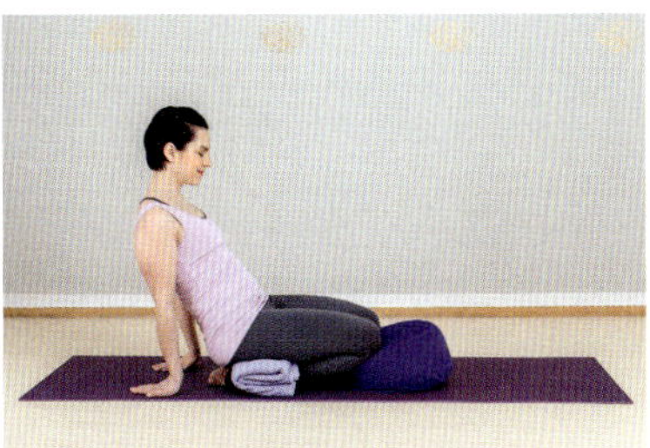

B *Fersensitz*
1 Minute, siehe Seite 116

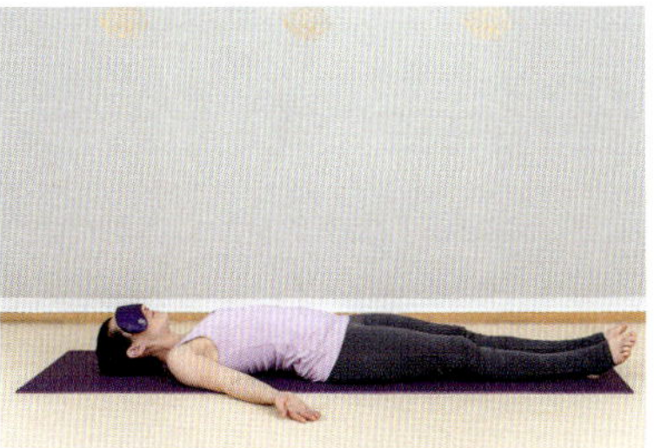

C *Ausgleichsübung: Savasana*
1 Minute, siehe Seite 128

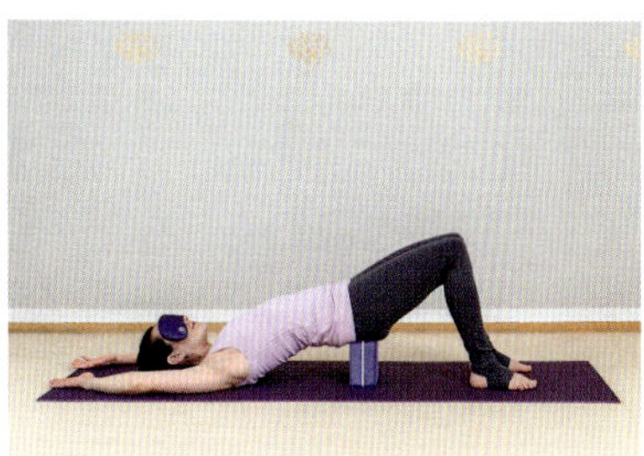

D *Passive Schulterbrücke mit Klotz*
5 Minuten, siehe Seite 86

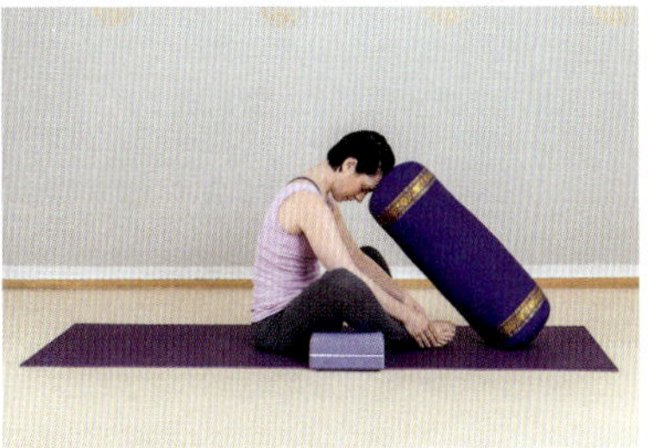

F *Schmetterling mit Vorbeuge*
5 Minuten, siehe Seite 56

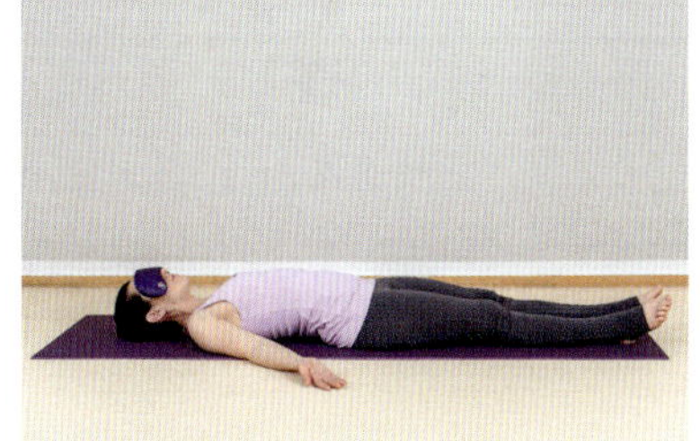

G *Ausgleichsübung: Savasana*
1 Minute, siehe Seite 128

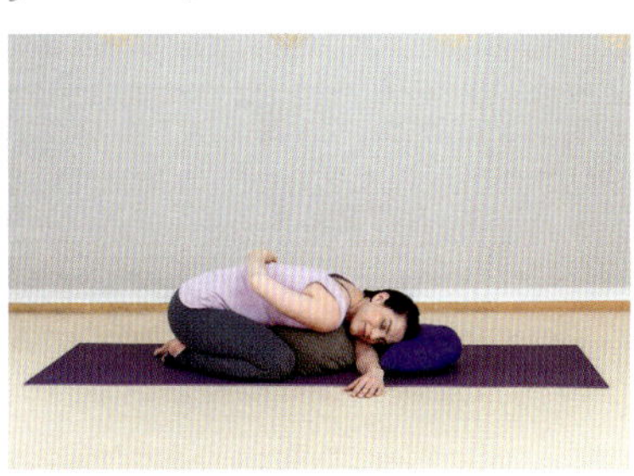

H *Gedrehter Frosch*
10 Minuten, siehe Seite 108

J *Sattel · Liegender Held*
5 Minuten, siehe Seite 84

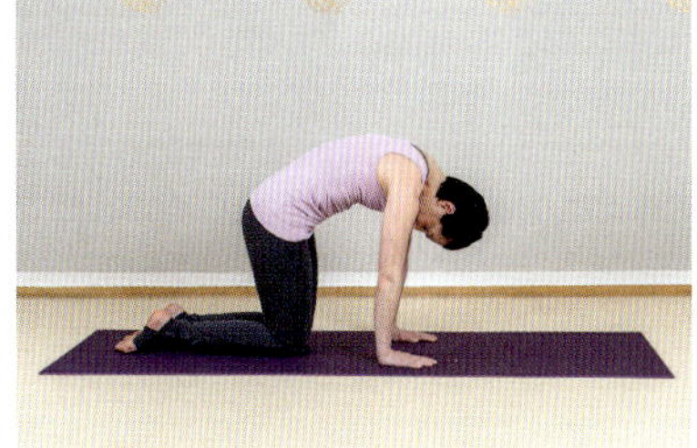

K *Ausgleichsübung: Katze und Kuh*
1 Minute, siehe Seite 136

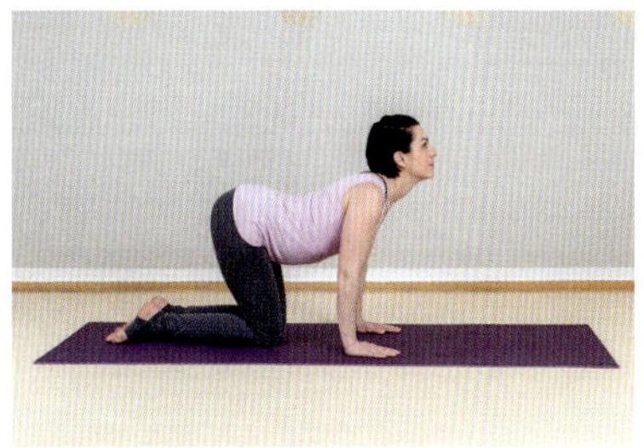

K *Ausgleichsübung: Katze und Kuh*
1 Minute, siehe Seite 136

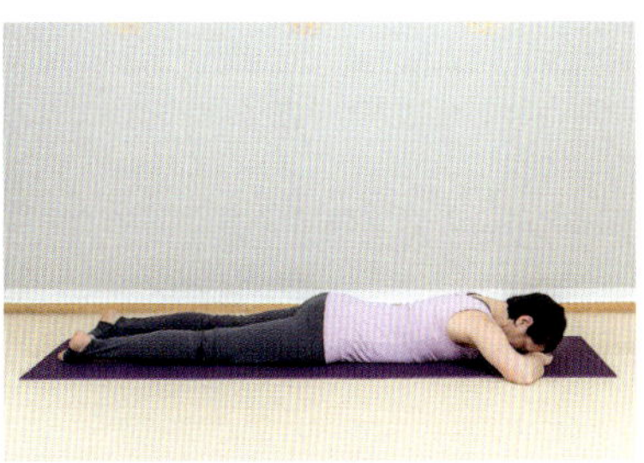

M *Ausgleichsübung: Entspannung in Bauchlage*
1 Minute, siehe Seite 134

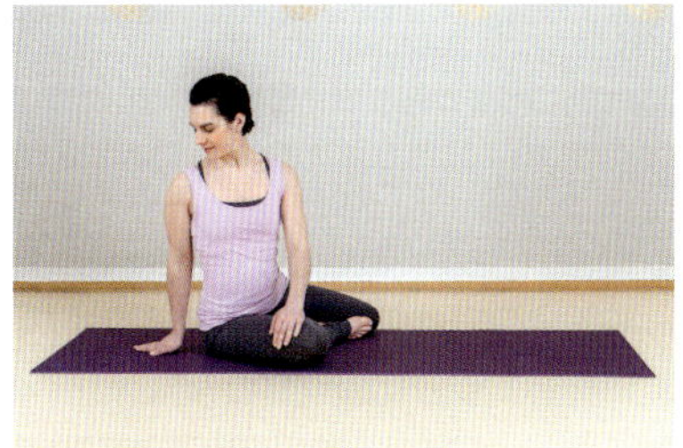

N *Drehsitz/Variante Reh*
10 Minuten, siehe Seite 114f.

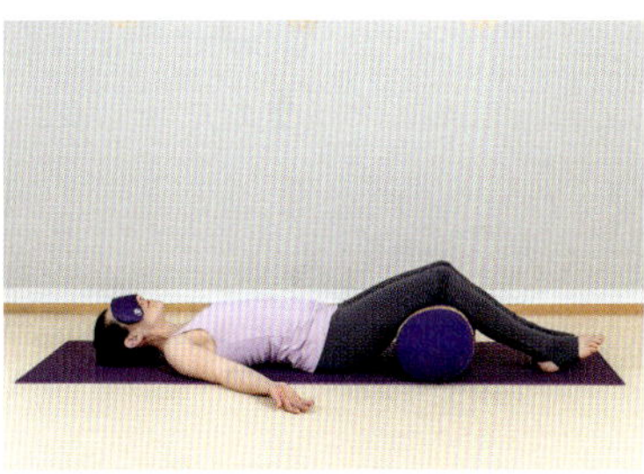

O *Savasana mit Rolle unter den Knien*
5 Minuten, siehe Seite 128

SEQUENZ

Ganzheitliches Üben 2

Auch diese Sequenz ist speziell für das ganzheitliche Üben gedacht. Alle vier Bewegungsrichtungen werden berücksichtigt. Verklebte Faszien werden gedehnt und im ganzen Körper werden Spannungen abgebaut.

ÜBUNGSZEIT

circa 60 Minuten

BENÖTIGTE HILFSMITTEL

Bolster, Kissen, gefaltete Decke, Augenkissen

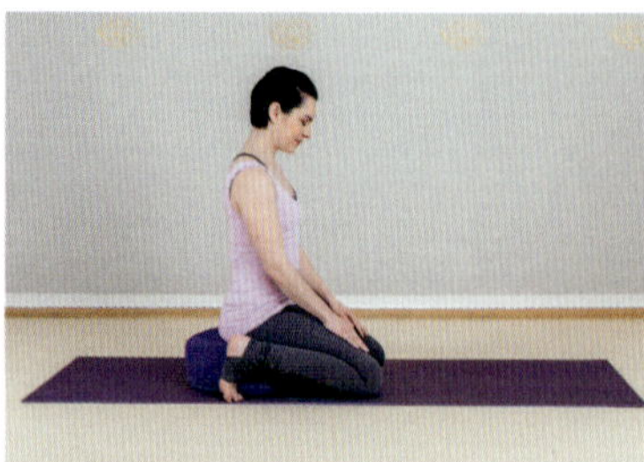

A **Zehensitz**

1 Minute, *siehe Seite 117*

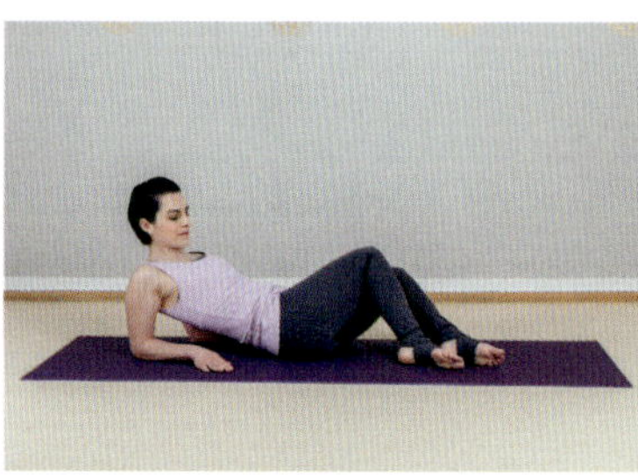

E **Ausgleichsübung: Scheibenwischer 1**

1 Minute, *siehe Seite 122*

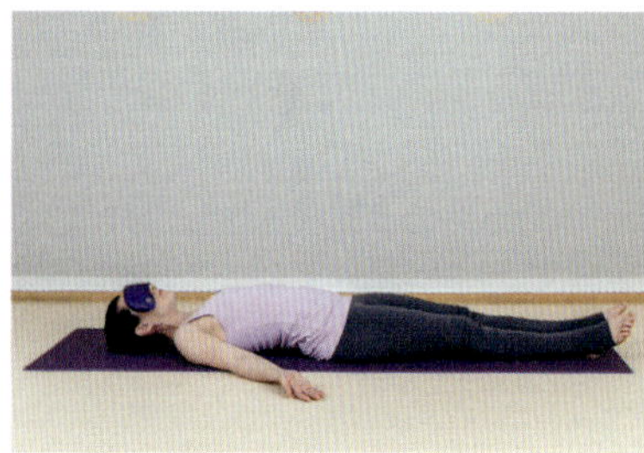

I **Ausgleichsübung: Savasana**

1 Minute, *siehe Seite 128*

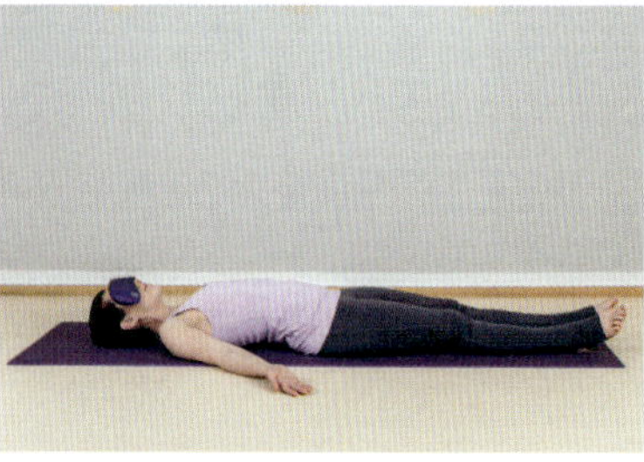

M **Ausgleichsübung: Savasana**

1 Minute, *siehe Seite 128*

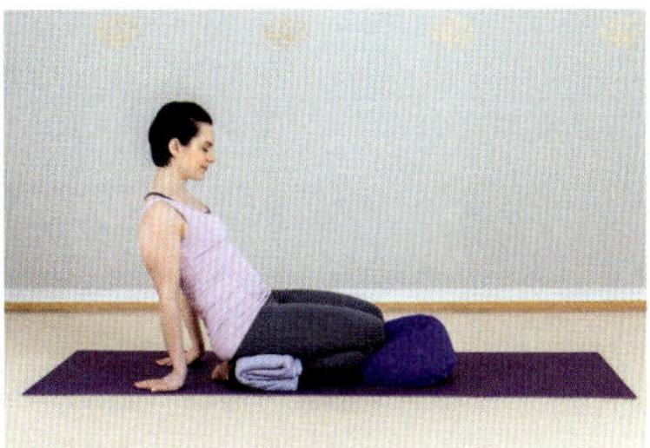

B *Fersensitz*

1 Minute, siehe Seite 116

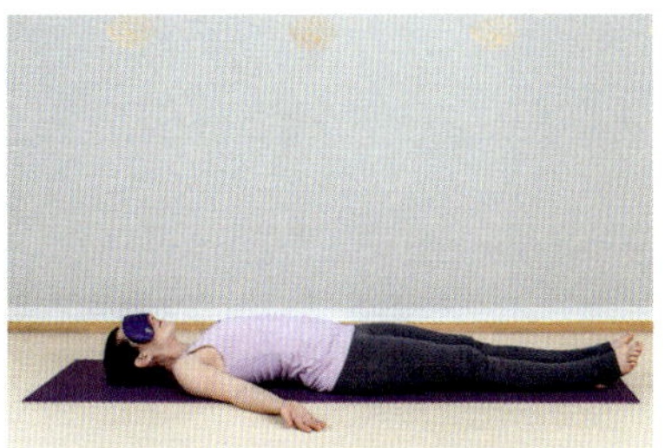

C *Ausgleichsübung: Savasana*

1 Minute, siehe Seite 128

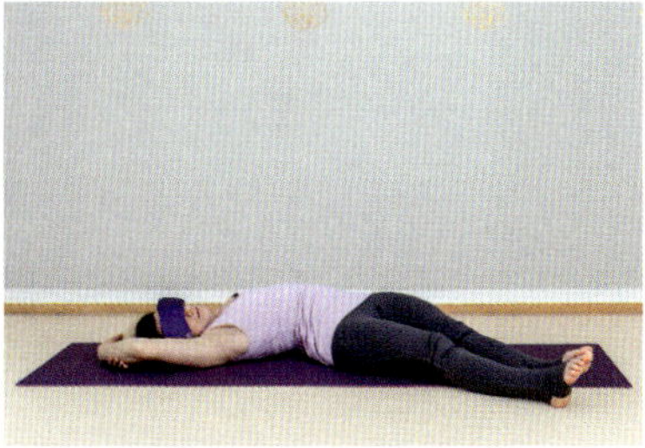

D *Banane*

10 Minuten, siehe Seite 94

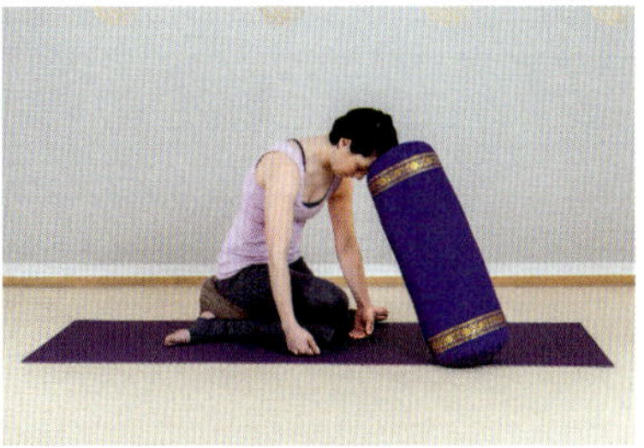

F *Schnürsenkel mit Vorbeuge*

10 Minuten, siehe Seite 60

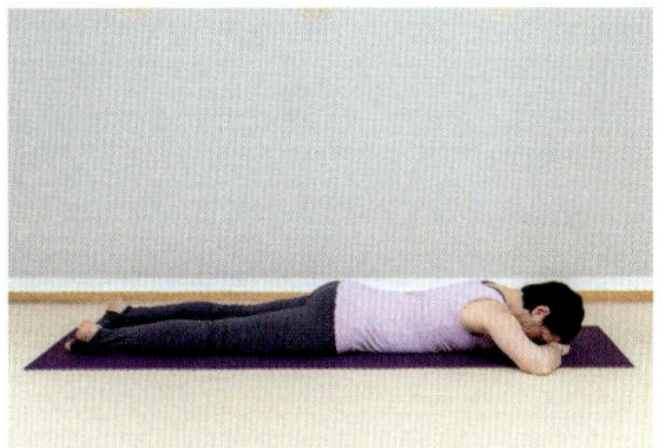

G *Ausgleichsübung: Entspannnung in Bauchlage*

1 Minute, siehe Seite 134

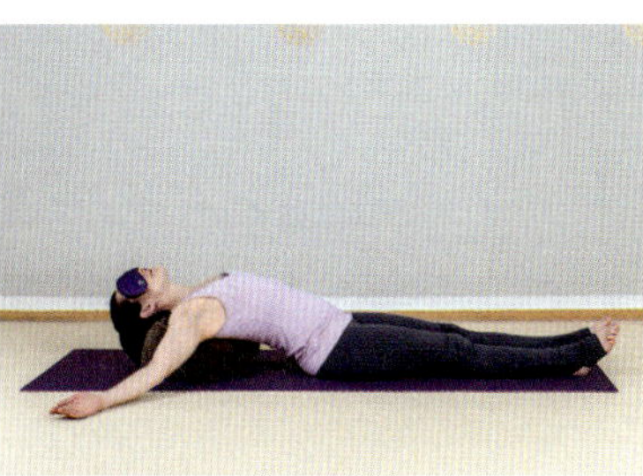

H *Passiver Fisch*

5 Minuten, siehe Seite 88

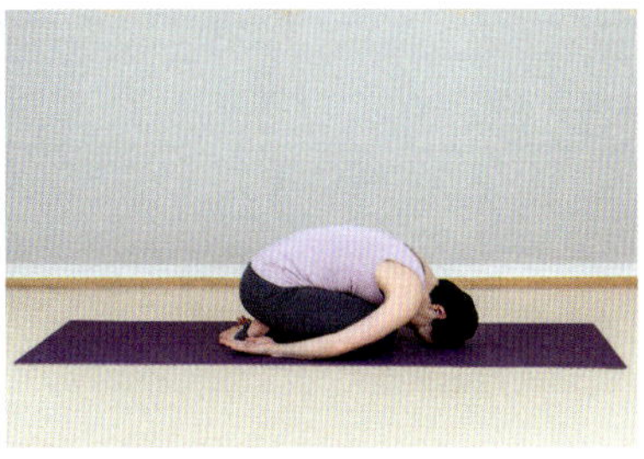

J *Kindshaltung*

5 Minuten, siehe Seite 66

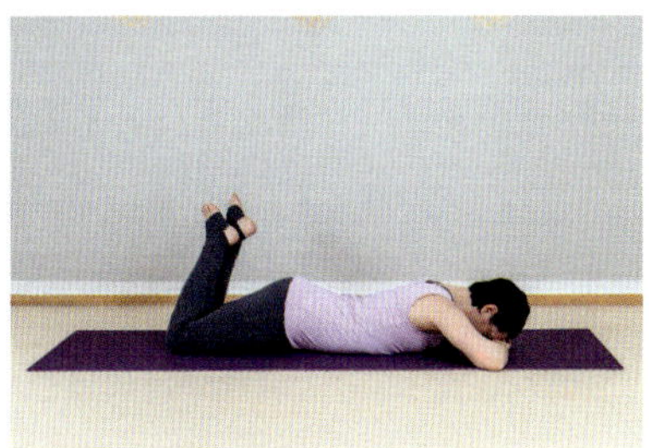

K *Ausgleichsübung: Scheibenwischer 3*

1 Minute, siehe Seite 130

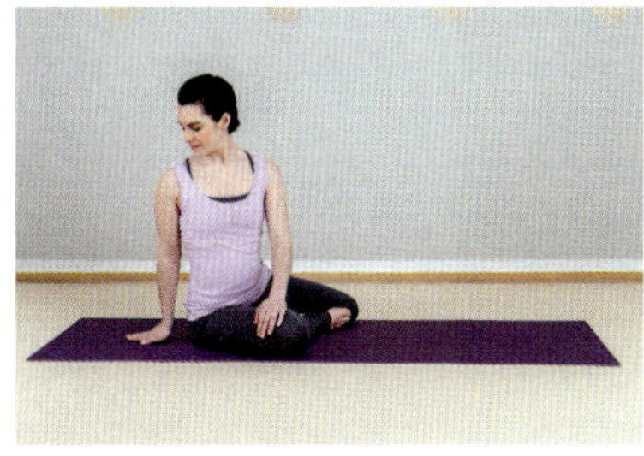

L *Drehsitz/Variante Reh*

10 Minuten, siehe Seite 114

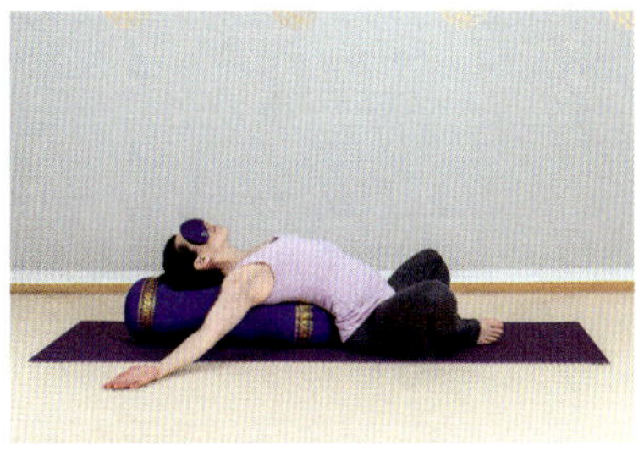

N *Liegender Schmetterling*

5 Minuten, siehe Seite 82

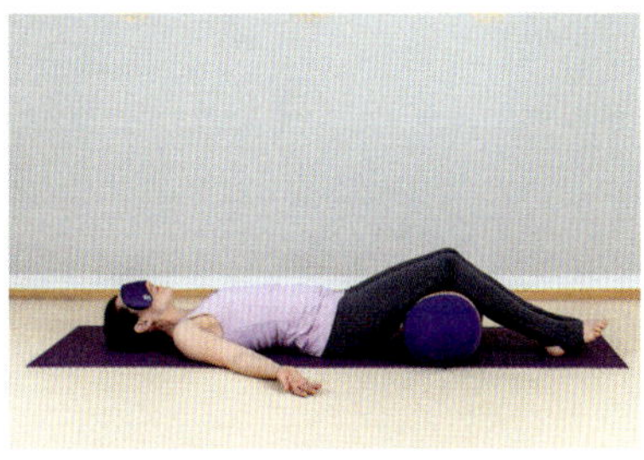

O *Savasana mit Rolle unter den Knien*

5 Minuten, siehe Seite 128

Übungsregister

Weiterführende Literatur

Arend, Stefanie: Yin Yoga. Der sanfte Weg zur inneren Mitte. Schirner

Arend, Stefanie: Gesund durch Yin Yoga. Der sanfte Weg, deinen Körper von alltäglichen Beschwerden und seelischen Belastungen zu befreien. Südwest

Clark, Bernie: The Complete Guide to Yin Yoga. White Cloud Press

Grilley, Paul: Yin Yoga. Principles & Practice. White Cloud Press

Long, Ray: Yoga Anatomie. Die wichtigsten Muskeln (Band 1). Die Haltungen (Band 2). Riva

Myers, Thomas W.: Anatomy Trains. Myofasziale Leitbahnen – für Manual- und Bewegungstherapeuten. Urban & Fischer

Schleip, Robert: Faszien Fitness. Vital, elastisch, dynamisch in Alltag und Sport. Riva

Schleip, R.; Findley, T. W.; Chaitow, L.; Huijing, P. A.: Lehrbuch Faszien. Grundlagen – Behandlung – Forschung. Urban & Fischer

Ranzinger, Christine: Yin Yoga. Sanfte Übungen für innere Kraft und Harmonie. Irisana

Bezugsquellen

In folgenden Internetshops können Sie Hilfsmittel und Yogakleidung aller Art bestellen:

Bodhinova GmbH, Köln
www.bodynova.de

Wellicious Ltd., London
www.wellicious.de

Yogamatters Ltd., London
www.yogamatters.de

Dank

Ich hätte nie gedacht, dass ich von der Idee (Oktober 2014) bis zur Abgabe des Manuskripts und der Beendigung des Fotoshootings (Ende März 2015) nicht nur eine halbe Schwangerschaft erlebe, sondern auch ein Buch schreibe. Deshalb möchte ich mich für die großartige Unterstützung bei vielen lieben Menschen bedanken.

Der erste Dank gilt meiner Familie, die mich in dieser nicht immer sehr leichten Zeit uneingeschränkt begleitet hat. Ich war nicht nur schwangerschaftsbedingt ein Griesgram und oft total unleidlich. Lieber Stephan: Ich weiß deinen Einsatz absolut zu schätzen und liebe dich über alles. Danke!

Der zweite Dank geht an Yorck, der mir bei meiner anfangs noch fixen Buchidee wieder so hartnäckig zugesprochen hat, dass dieses Projekt überhaupt auf den Weg gebracht wurde. Ich wollte doch gar kein Buch mehr schreiben. DANKE!

Meine beste und längste Freundin Aline ist stets an meiner Seite, ob Buch, Bauch oder rechte Hand. Ohne dich wäre ich wohl nicht da, wo ich jetzt bin. Ich danke dir von ganzem Herzen! Du bist die Beste!

Ganz besonders möchte ich mich für die großartige Zusammenarbeit mit einem wundervollen Team bedanken, bei der Umsetzung, beim Schreiben und beim Fotoshooting. Ich habe selten so „rund“, „nahrhaft“ und wohlwollend ein Projekt zustande gebracht. Wir waren ein tolles Team, Nikola, Annette, Sabine und Jenny. Trotz der Einschränkungen wegen meines Kugelbauches und des In-der-Ecke-liegen-Müssens fand ich es großartig. Ihr habt alles so gut vorbereitet und hervorragend verwirklicht.

Sabine Braun macht einfach fantastische Fotos, das konnte ich schon mehrfach erfahren. Doch ohne meine beiden Lieblingsmodelle Nina und Kai wäre dieses Buch nur halb so schön. Ihr seid die Besten! Wie schön, dass ihr euch dieser Herausforderung gestellt habt. Und dass Sabine euch so spielend leicht einfangen konnte.

Ohne die Gestaltung und Veröffentlichung vom Südwest Verlag und der Agentur Mediathletic hätte es nicht dieses schöne Design mit einer fabelhaften Struktur und Bearbeitung gegeben. Danke für die Umsetzung!

Meine Teilnehmer inspirieren mich

immer zu neuen Ideen, und wenn ich ehrlich bin, habt ihr mich zu diesem Projekt getrieben. Euer Wunsch war mir Befehl, ein Yin-Yoga-Buch mit Hilfsmitteln zu gestalten. Danke, dass ihr mich dazu ermutigt habt, und danke, dass ihr so treu und liebevoll meinen Unterricht bereichert! Ohne euch wäre ich arbeitslos.
Wenn die großartige Danielle mich in dieser Zeit nicht so tatkräftig unterstützt, immer vertreten und den Laden so kompetent am Laufen gehalten hätte, als ich nicht mehr konnte und durfte, wäre ich schier verzweifelt. Weder Yoga & Entspannungszentrumsyoga noch Buchschreiben wären möglich gewesen. Danke, dass du immer für mich da warst! (Und danke für den Tipp mit dem Klotz beim Frosch, ich liebe dieses Umarmen!) Vielen Dank, lieber Dr. Gunnar Hieber, dass Du mich so ermutigend in der Schwangerschaft begleitet hast!
Danke auch dem Wellicious-Team, das mir schon zum zweiten Mal seine schöne Yogakleidung zur Verfügung gestellt hat.
Und nicht zuletzt möchte ich mich bei Stefanie Arend bedanken, die mich durch ihren Pioniergeist auf diesen Weg gebracht hat und nun mit Ihrem Vorwort mein Buch ehrt. Danke, meine liebe Corinna, für deinen Beistand in allen Lebenslagen und unsere Seelenverbindung. Ich bin stolz auf dich und froh, dass ich dich habe.
Und am Ende bedanke ich mich bei mir selbst, dass ich den Mut hatte, noch mal einen solchen Schritt zu gehen, dass ich trotz widriger Umstände während der Schwangerschaft diese Reise gut zu Ende gebracht habe und mein zweites kleines Lebenswerk an meine Teilnehmer, meine Freunde und vielleicht noch an viele interessierte Menschen weitergeben kann.

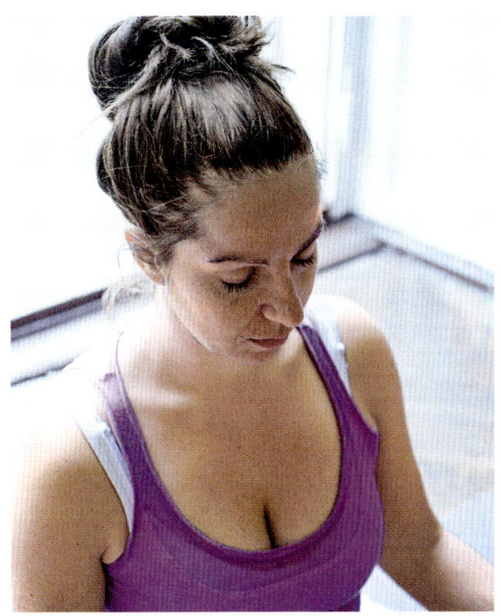

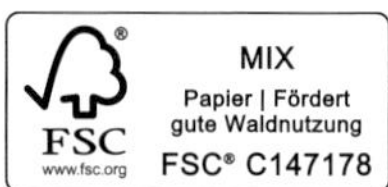

Penguin Random House Verlagsgruppe FSC® N001967

Projektleitung: Nikola Hirmer
Lektorat: Petra Kunze, Felicitas Holdau
Satz, Bildbearbeitung und DTP:
mediathletic bild + design, www.mediathletic.com
Layout: Claudia Hautkappe
Korrektorat: Susanne Schneider
Bildredaktion und Leitung der Fotoproduktion: Annette Mayer
Umschlaggestaltung und Konzeption:
Geviert – Büro für Kommunikationsdesign München

Bildnachweis
Fotografie: Sabine Braun | sabinebraun.de
Styling: Sonja Zernick-Förster
Haare/Make-up: Jenny Magdalena Hordan, Hamburg
Models: Dr. Nina Beindorff und Kai Treude
mit Ausnahme von: Fotolia: 8/9 (visnezh); Kammerer, Bettina: 27, 28, 31, 33; Shutterstock: 145 (Vector Goddess); Sionkowski, Alicja: 6; Südwest Verlag: 24 (Nadine Schurr nach einer Vorlage von fascial-fitness.com), 43 (Elisabeth Hauke)

Wir danken Wellicious (www.wellicious.com)
für die freundliche Unterstützung der Fotoproduktion.

Druck und Bindung: Pixartprinting, Lavis

Printed in Italy

ISBN 978-3-517-09416-8

2. Auflage 2024